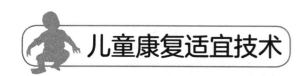
儿童康复适宜技术

"六一健康快车"项目专家委员会
北京胡亚美儿童医学研究院　组织编写

肢体障碍儿童
家长手册

廖华芳　刘振寰　主编

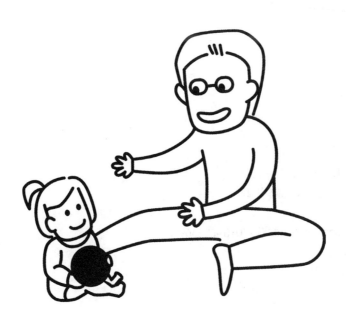

中国医药科技出版社

内 容 提 要

本书为肢体障碍儿童的早期康复科普读物。书中主要介绍了以家庭为中心的现代物理治疗、早期干预、早期教育等西医的评估、运动、心理治疗方法与中医传统理论下的小儿运动发育推拿、增强体质的补肾健脾艾灸、中医食疗、中药药浴等，向家长提供家庭康复的实用方法，增加家长在儿童早期康复的主动参与，提升儿童和其家庭的生活质量。本书具有简便实用、通俗易懂、知识性与趣味性结合的特点，适合儿童康复治疗师、康复治疗系学生、儿童保健工作者、社区医生及学龄前患儿家长等参考阅读。

图书在版编目（CIP）数据

儿童康复适宜技术. 肢体障碍儿童家长手册 / 廖华芳，刘振寰主编. —北京：中国医药科技出版社，2018.6

ISBN 978-7-5214-0086-1

Ⅰ.①儿… Ⅱ.①廖… ②刘… Ⅲ.①小儿疾病－康复医学－技术培训－教材 Ⅳ.① R720.9

中国版本图书馆 CIP 数据核字（2018）第 061074 号

美术编辑 陈君杞
版式设计 锋尚设计

出版 中国医药科技出版社
地址 北京市海淀区文慧园北路甲 22 号
邮编 100082
电话 发行：010-62227427 邮购：010-62236938
网址 www.cmstp.com
规格 787×1092mm $^1/_{16}$
印张 12
字数 216 千字
版次 2018 年 6 月第 1 版
印次 2018 年 8 月第 2 次印刷
印刷 三河市百盛印装有限公司
经销 全国各地新华书店
书号 ISBN 978-7-5214-0086-1
定价 39.00 元

编委会

序

　　儿童是祖国的未来，民族的希望。人们称"残疾儿童"为"特殊需求儿童"，他们不应被视为"残疾"，而应视为儿童群体中"特殊需求"的部分。他们虽然存在功能受限，但经过早期、及时和正确的康复，各方面的功能都能够得到不同程度的改善，最终实现人生价值，作为贡献于社会的"正常人"而"回归社会"。

　　我国残疾儿童康复事业起步至今已 30 余年，可归纳为第一个十年的"探索开创阶段"，第二个十年的"普及拓展阶段"和进入 21 世纪以后的"快速发展阶段"。三十多年间，我国残疾儿童康复事业从星星之火到燎原之势，特别是进入 21 世纪以后，发展速度之快令人瞩目。目前，不同层次、不同类型的康复服务机构已覆盖所有省市自治区；残疾儿童康复队伍日益壮大，初步形成了综合性团队；康复方法从单一到综合；康复途径从机构康复，到机构与社区康复共同发展；康复内容从单一医学或教育康复，到发展医学、教育、职业、工程以及社会康复的结合与融合；康复模式从生物学模式转向生物 - 心理 - 社会学模式；残疾儿童拥有接受教育、学习技能、参与社会的机会和权利，WHO 所倡导的 ICF 理念指导下的医教结合、全人发展观越来越受到重视。

　　虽然残疾儿童康复事业的发展日新月异，但由于我国康复事业起步相对较晚，"特殊需求儿童"数量庞大，因此，仍存在诸多挑战和困难。据报道，我国"特殊需求儿童"中仅六类残疾人数就有 817 万，占全国儿童人口总数的 2.66%，其中肢体残疾数量排在第一位，为 539 万。仅就脑瘫为例，根据最新流调结果，按 2.48‰发病率计算，每年我国将新增脑瘫儿童 4 万～5 万人。与此同时，前往医院就诊，寻求康复治疗最多的仍是以脑瘫为主的各类肢体功能障碍者。目前我国儿童康复服务体系以及儿童康复服务质量尚不能完全满足康复需求，康复服务水平和能力参差不齐，仍存在较明显的地区间、城乡间和系统间的差别。尽管集中式康复在我国蓬勃发展，能够在某种程度上解决一定数量的儿童康复需求，但社区、家庭康复仍相对薄弱，很难实现康复服务的全覆盖和全疗程。因此，对社区基层康复工作人员以及家长的培训和指导，是有效开展社区及家庭康复的重中之重，也是实现最佳康复效果的必由之路。

家庭成员是儿童康复团队的重要组成部分，家长尤为重要。如何向家长宣传和普及儿童康复的理念和实用技术，是能否取得"特殊需求儿童"满意康复效果的关键。本书以通俗易懂的语言和图文并茂的形式，介绍了儿童肢体功能障碍的相关知识，以及早期发现、早期干预、评定、家庭康复方法等内容。相信，通过本书的学习，广大肢体功能障碍儿童的家庭成员会获益匪浅，有利于家长在社区、家庭环境下，结合特殊需求儿童日常生活、学习和社会活动，开展因地制宜、简单实用、有的放矢的康复。只有家长和家庭成员与儿童康复专业工作者共同努力，才能使肢体障碍儿童得以全面康复，健康成长，最终实现回归社会，同样享有美丽而有意义人生的美好愿望。

李晓捷

佳木斯大学第三医院

2018 年 1 月

在孩子的成长过程中，许多疾病可导致肢体功能的障碍。具有代表性的有脑性瘫痪、颅脑创伤、发育性协调障碍、先天性脊柱裂、新生儿臂丛神经损伤、神经肌肉疾病、先天肢体畸形、骨关节疾病、发育迟缓、神经肌肉遗传代谢病等，这些疾病在不同程度上造成了孩子的运动功能障碍。随着我国二孩政策的放开及新生儿急救医疗技术水平的提高，较多的极低体重儿、早产儿、高胆红素血症、重度缺氧缺血性脑病等新生儿被抢救成功；随着室内环境的弱磁物理辐射、房间装修化学因素与生物学因素等对胎儿损害增加，先天性神经及骨关节发育缺陷的儿童均有增加趋势。孩子的天性是喜欢活动、喜欢探索、喜欢游戏的，运动功能的障碍极大地影响了孩子的身心发育。在这样的大背景下，通过中国关心下一代工作委员会（以下简称"关工委"），我们联合大陆与台湾在儿童康复、儿童发育等相关领域的资深专家，充分发挥两岸在儿童康复方面的优势，取长补短，为广大儿童保健医生、儿童康复工作者与运动发育迟缓及运动障碍孩子的家长们奉献上一部集儿童神经运动发育、儿童心理、儿童教育、儿童康复为一体，并将中西医康复融会贯通的读物——《儿童康复适宜技术　肢体障碍儿童家长手册》。

本书定位为肢体障碍儿童的早期康复科普读物，主要面向的读者是儿童康复治疗师、康复治疗系学生、儿童保健工作者、社区医生及学龄前患儿家长，全书采用通俗易懂并融知识性与趣味性于一体的表现形式，向家长提供家庭康复的实用方法，增加家长在儿童早期康复的主动参与，提升儿童和其家庭的生活质量。除了融合家中作息，提升儿童各项功能外，本书的编写目的在于将以家庭为中心的现代物理治疗、早期干预、早期教育等西医的评估、运动、心理治疗方法与中医传统理论下的小儿运动发育推拿、增强体质的补肾健脾艾灸、中医食疗、中药药浴等方法相结合，本着简便实用、通俗易懂、知识性与趣味性结合的原则，引导家长正确应用儿童康复知识与技能。达到在日常生活及各种活动中促进儿童功能提升与发展，并提升家庭生活质量的目的。本书对家长进行家庭康复指导，既简单易行，又有很强的可操作性。

本书分为七大部分。

一是如何使用这本手册。重点是对本手册的浏览，教给家长如何阅读和使用这本手册。

二是儿童常见的肢体障碍。介绍肢体障碍常见疾病的症状，患病率和三级预防保健。

三是了解一般儿童发展。强调儿童的发展是身体成熟与环境互动的结果，家长的接受和认知可协助慢飞天使的成长，每个儿童有先天气质，除说明各领域发展外，动机，游戏和社会参与等现代观念的阐述。

四是筛查评估。介绍常用的儿童疾病筛检、评估和诊断的方法。

五是专科医学与专科治疗。让家长了解专业的医疗康复方法，重点是认识专业团队成员，并由各种专业角度提供的建议进行生活管理。并强调家长是康复团队中重要的一员，要主动参与，不是被动接受服务。

六是家庭康复。这是本书的核心内容，重点介绍早期干预、儿童康复和早期教育的内容；家长的观察和响应技巧，家长效能的重要性，倡导只有"家长的水桶满了，才能倒水到儿童的水桶"的概念；强调如何和专业人员合作，将建议的早期疗育活动

融入生活作息 (食衣住行育乐、睡眠等) 中，或儿童常见异常行为的处理，如哭闹。

七是资源篇。介绍家长可取得的资源，包括：各省残疾人协会，医疗康复系统，特教系统，世界相关网站信息等。

本书集大陆与台湾在儿童发育与儿童康复领域具有较高影响力的专家团队，将各自领域的专业知识与临床经验用家长看得懂的语言表达出来。大陆团队以国内著名儿童康复专家刘振寰教授带领的广州中医药大学附属南海妇产儿童医院 / 南海妇幼保健院儿童康复医学科为主，他们在业界以现代康复、传统康复、家庭康复的"三结合康复模式"而具有较高的影响力，在儿童神经系统疾病的诊疗与康复领域具有丰富的临床经验，不仅吸纳了国外的现代康复方法，而且融入了祖国传统针灸、推拿、中药、中医外治等方法，经过多年的积累与研究，疗效达到国际先进水平。同时，团队在大陆率先开展了中西医结合家庭康复模式，经过20多年来的探索在运动发育迟缓儿童的家庭康复与管理方面积累了丰富的临床经验，本书的台湾编委是在台湾著名儿童康复专家廖华芳副教授带领下，集合岛内多家大学本科、医学中心的儿童发育、儿童康复与儿童教育领域的专业人员组成的团队，可谓阵容强大。因此，本书适合家长及治疗师参考阅读，尤其向家长们讲授了面对有肢体障碍的孩子有效的治疗对策，教会家长们儿童发育概念以及家庭康复训练、家庭康复护理、家庭康复教育、家庭康复药浴、家庭康复按摩等有效方法。作为儿童康复工作者的我们，深感教会一对父母、康复一个孩子、幸福一个家庭是我们的责任与义务，希望本书能帮助到这些孩子和他们的家庭，我们会感到莫大的欣慰！

刘振寰

广州中医药大学附属南海妇产儿童医院 / 南海妇幼保健院

2018 年 1 月

目录

第一章
如何使用
这本手册

第二章
儿童常见的
肢体障碍

第三章
了解一般
儿童的发展

第五章
专科医学与
专业治疗

第四章
筛查评估

第六章
家庭康复

第七章
康复资源

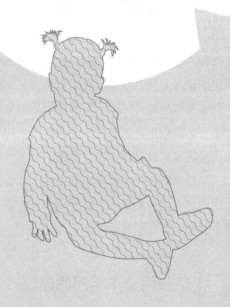

第一章
——
如何使用
这本手册

本手册编制的背景和目的

家长阅读本手册的建议方式

编辑群给慢飞天使家长的话

一 本手册编制的背景和目的

儿童早期干预有句名言，"唯有家长的水桶满了，发展迟缓儿童的水桶才可能有水注入"。作为儿童康复专业人员多年，深深了解家长身心健康和主动积极参与儿童早期干预的重要性。家长只有和专业团队形成伙伴关系，才能共同协助发展迟缓儿童发挥潜能，促其融入社会。本手册的目的是增加家长或家庭成员的康复知识和技能，使家庭参与慢飞天使（我们将有肢体障碍或发育障碍的孩子称为慢飞天使）的早期干预，在儿童康复和早期教育的过程中，得以享受天伦之乐。在此愿景下，中国关心下一代工作委员会专家委员会委员王廷礼教授受"六一健康快车"项目的委托，集合两岸儿童康复专业人员，共同完成了《儿童康复适宜技术 肢体障碍儿童家长手册》的编写。这本书的撰写，在以家庭为中心的现代世界潮流与中医传统理论下，本着简便实用、通俗易懂、知识性与趣味性结合的原则，引发小儿家长正确应用儿童康复知识，在日常生活的各种活动中促进儿童身心发育，并提升家庭生活质量。

在本书读者的设定方面，我们考虑到除家长以外，早期儿童康复专业人员也是本书锁定的读者对象，唯有专业人员和家长都能采取以家庭为中心的做法，才能提供发展迟缓儿童友善的成长环境。本书定位为肢体障碍儿童的早期康复科普读物，主要的读者是学前肢体障碍小儿的家长、幼儿康复治疗师及康复治疗系学生。编写过程中，我们力求采用通俗易懂并融合知识性与趣味性于一体的表现形式，向读者提供家庭康复的实用方法，增加家长在儿童早期康复中的主动参与，提升儿童和其家庭的生活质量。除了融合家中作息，提升儿童各项功能外，还有西医的评估、运动、心理等方法，以及中医的推拿、艾灸、食疗等方面的介绍。

二 家长阅读本手册的建议方式

（一）缓步慢行，一天 5～10 分钟读完一个单元

为了让家长在繁忙的日常生活中，用缓步慢行的方式去获得相关知识及技能，本书设计每个单元在 2000 字以内，并辅以图片解说，呈现该单元的重点。预期家长每天花费 5～10 分钟读完一个单元，约 2 个月便可看完与自己孩子相关问题的文章。以此为基础，得以和专业人员持续交流讨论，让家长在儿童早期干预这条路上，不再只是被动的参与者，而能主动寻求和运用正式和非正式资源。当然，即使孩子有同样的诊断，每个家庭和每个孩子的状况会有差异，每个地区的儿童早期干预资源或专业人员的认知也会有差异，本书不是唯一的看法和做法，也绝对不能取代专业康复，家长和专业人员都

要以弹性、符合实务和追求实际的精神去找出支持孩子和家庭持续成长的干预策略，才是孩子和家庭的福气。

（二）家长先选取和孩子相关的诊断阅读

本书第二章儿童常见的肢体障碍中，介绍了肢体障碍儿童常见疾病的症状、发病率和三级预防。身为家长，可先挑选和孩子相关的诊断阅读即可，若有问题可进一步和专业人员讨论或上网查询；专业人员可利用此章内容向家长说明孩子的相关问题，尤其是初次知道孩子被诊断有相关疾病时；康复治疗系学生就将此章当基本知识来阅读与学习。

（三）家长先看最担忧的发展领域

第三章了解一般儿童的发展，强调儿童的发展是身体成熟与环境互动的结果，家长对发展迟缓儿童的接受和认知可协助慢飞天使的成长。现代研究显示，儿童的动机，游戏、社会参与和睡眠等影响儿童的学习和未来发展。本章除说明各领域发展外，也阐述每个儿童有先天气质，有动机，游戏和社会参与等现代观念。因儿童的发展是全面性的，各发展领域会相互影响，即使是肢体障碍儿童，也要关心他所有的发展情况，家长知道发展过程，才能敏感于宝宝展现出来的行为讯息，适度回应孩子的讯息，并进一步引导宝宝迈向下一个发展阶段。学前儿童的六大发展领域包括：认知、社会情绪、大动作、精细动作、语言和生活自理。家长可由最担忧的发展领域着手，并配合第六章家庭康复引导中儿童技能的提升一节的内容，将可得到一些家庭康复策略。专业人员可以利用各单元，引导示范各种策略给家长，让家长在家可以持续运用这些策略，在日常作息中和孩子互动，引导儿童在游戏中成长。

（四）先看懂孩子有接受的发展量表

第四章筛查评估介绍常用的儿童评估和诊断的方法。包括肢体障碍儿童常见的异常动作症状以及动作发展量表。若宝宝有接受文中介绍的量表或其他发展量表评估，可配合第三章了解一般儿童的发展中"儿童的发育或发展是什么"一节，文章内有关百分等级、发展年龄或发展商数等名词的介绍，让家长可以看懂量表评估结果，掌握宝宝的发展全貌。

（五）家长先看正接受服务的专业单元

第五章专科医学与专业治疗介绍家长在参与儿童早期干预过程中可能遇见的专业伙伴，家长可由正接受服务的专业单元看起。如前讲的，每个地区的儿童早期干预资源或专业人员的知能会有差异，在内地有的专业治疗分工没那么细，康复治疗师可能同时兼具物理治疗、作业治疗和语言治疗的职能。专业分工的粗细各有优缺点，重要的是，家长和专业人员用互信互赖的方式，一起成长，一起让孩子逐渐进步，创造三赢的康复成果。

（六）家长由目录中找出最关心的议题先看

第六章家庭康复中强调家长如何和专业人员协力合作，将建议的简易疗育活动融入家庭生活作息（食、衣、住、行、育、乐、睡眠等）中，或家长学会儿童常见异常行为的处理，如哭闹。此外，家长如何积极参与早期康复，如何提供并引导儿童参与家庭和社区活动，也是本章的重点。

如前所言，家长的需求和最关心的永远是"以家庭为中心"早期干预的优先处理目标。家长可由目录中找出最关心的问题，先看该单元，不清楚处，和专业人员一起讨论，学会那些技巧，并在家中执行，将执行的成果和（或）问题带到下一次的疗程中，再和专业人员一起讨论。行动是最重要的，知而不行，和不知的结果是一样的。进而家长还会在行动中发现其他有用的策略，可以分享给专业人员，再分享给其他家长，以造福更多孩子和家庭。

（七）家长寻求并运用所在地的资源

第七章康复资源介绍家长可取得的资源，包括国家及省级残疾人联合会和国内主要儿童康复医疗机构。在以家庭为中心的理念下，家长学会主动寻求并运用资源是重要的，因此我们撰写了这一章。但如本书第六章家庭康复中家庭的角色、家长如何善用正式与非正式资源两节所言，公共部门提供的正式资源固然重要，家庭拥有的或可开发的非正式资源更重要。

三　编辑群给慢飞天使家长的话

（一）考虑自己和整个家庭的需求

知道孩子有发展问题之后的前几个月甚至几年，家长会很想要将自己与其他家人的需求摆一边，把心思都放在孩子身上。然而很重要的一点是，你要花点时间考量整个家庭的需求，包括你自己的需求。你会很想要将自己放在优先级的最后面，但绝不要这么做！唯有照顾好自己，你才能照顾大家。因此，一定要经常想想你过得怎么样，考量你的身体或心理都能获得健康的做法。综合孩子和家庭的最大利益，并采取行动。

（二）慢飞天使有一般孩子的需求

不论孩子的问题是什么，家长首先要记得孩子就是孩子，一般孩子的需求他们都有，尽量将他们当一般孩子来对待和照顾，提供他们快乐成长的机会。其次，他们的各方面功能或发展有快有慢，善用他们优势能力，让他们的优势更优势。同时，孩子有些能力需要一段时间重复练习才能有明显改变，所以必须有耐心，创造机会引导孩子持续练习。最后，不同发展问题的孩子，需要经由不同专业人员帮助才能克服成长阶段的不同问题，专业人员虽然专业，无法得知孩子每日生活的样貌，家长本身才是知道孩子生活功能的专家，因此，家长要成为专业团队的一分子，积极参与孩子的早期介入，让孩子得到终身有效的支持与协助。

（三）家长要主动参与儿童康复

最后，用下面的一张图，说明以家庭为中心的儿童康复过程中家长主动参与的重要性（图1-1）。在以家庭为中心的早期介入过程中，家长是那位驾驶员，团队成员是那部车，家长要自己开车行驶到目的地，团队帮助家长

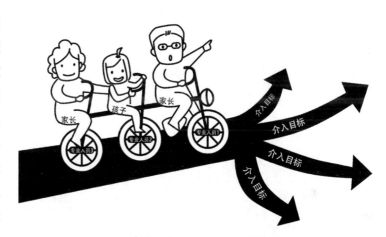

图1-1　以家庭为中心的儿童康复早期介入示意图

到达目的地。所以家长是决定介入目标的决策者，目标包括儿童和家庭的需求，专业团队协助家长选择和决定目标，一起执行介入行动，并成功达成目标。

（廖华芳、刘振寰）

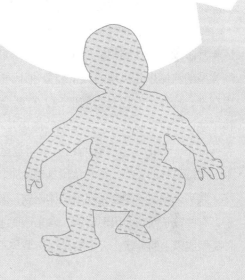

第二章

儿童常见的肢体障碍

小儿脑性瘫痪

颅脑创伤

发育性协调障碍

先天性脊柱裂

新生儿臂丛神经损伤

神经肌肉疾病

先天肢体畸形

骨关节疾病

发育迟缓

一 小儿脑性瘫痪

（一）我的孩子是脑瘫吗

小儿脑性瘫痪，简称为小儿脑瘫，是造成儿童残疾的主要疾病之一。它的发病率国内最新统计是2.48‰。脑瘫是自受孕开始至婴儿期非进行性脑损伤和发育缺陷所导致的综合征，主要表现为运动障碍与姿势异常。这些症候主要特点是持续存在的中枢性运动和姿势发育障碍、活动受限，也就是说脑部（大脑、小脑、脑干）的损伤或发育的缺陷造成孩子许多运动模式和姿势的异常，这些障碍导致了孩子日常活动受到限制。小儿脑瘫的病因主要是脑部中枢神经系统的损伤，这种脑部的损伤一般不会持续发展，或者说是不会越来越严重。同时，这些孩子常会伴有感觉、知觉、认知、交流和行为等方面的障碍，有些会伴发有癫痫，有些在发育过程中逐渐出现肌肉、骨骼等方面的问题。

孩子运动功能发育里程碑式的指标包括竖头、坐、站、走等，脑瘫的孩子往往在相应年龄阶段无法达到相应的运动功能。同时，这些孩子会伴有各种各样的异常姿势，不同类型的脑瘫患儿出现的异常姿势也不同。比如痉挛型脑瘫孩子常会表现上肢屈曲、双手握拳、拇指内收以及下肢僵硬，有些会出现双下肢的交叉，扶孩子站立时会踮着脚，孩子往往比较容易紧张。痉挛型脑瘫患儿有些是四肢都有问题，有些只是下肢比较明显，有些则是一侧的上下肢有问题。不随意运动型的脑瘫孩子会表现出很多不自主的动作，难以保持对称的姿势，越想拿玩具越紧张，且会出现挤眉弄眼、歪嘴伸舌等奇怪的面部动作。共济失调型脑瘫会表现出肢体松软，较难保持稳定的姿势，走路不稳，像喝醉酒的样子，有些孩子眼球会出现震颤，拿东西时上肢出现震颤。混合型脑瘫的孩子是同时伴有两种类型或以上的症状，大多数是痉挛型与不随意运动型的症状同时存在（图2-1）。

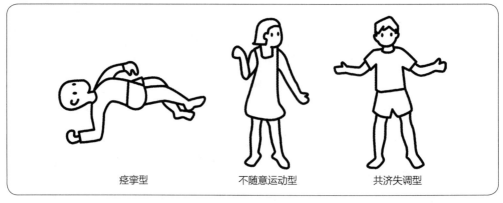

| 痉挛型 | 不随意运动型 | 共济失调型 |

图2-1 主要脑瘫类型

家长如发现孩子有运动发育落后或有些不正常的姿势，应先去医院的儿童保健科、儿童神经科或儿童康复科等相关科室让医生进行检查评估，必要时要进行头颅磁共振检查（Magnetic Resonance Imaging，MRI）、计算机扫描（Computed Tomography，CT）、脑电图、诱发电位、发育商评估、运动评估等相关检查，确定孩子是否患有脑瘫或者有发展为脑瘫的可能。

（二）孩子为什么会得脑瘫

医学界一般将小儿脑损伤和脑发育缺陷的时间划分为三个阶段，即出生前、围产期和出生后。也有学者用"先天性"和"获得性"两种类别进行划分。近来随着科技的进步，很多学者将研究重点转入胚胎发育阶段的研究，认为70%~80%的脑瘫发生在出生前，其中部分找不到明确的原因。

导致脑瘫最常见的原因包括围产期因素中的早产、新生儿窒息、新生儿高胆红素血症、颅内出血等。另外产前因素有孕期孕妇大量吸烟、酗酒、理化因素、妊娠期感染、先兆流产、药物、中毒、外伤、糖尿病以及遗传因素；产后因素有新生儿脑积水、颅内出血、外伤等。

（三）得了脑瘫该怎么治疗

脑瘫虽说是致残率较高的疾病，但是早期及时发现、及时干预对预防脑瘫孩子的残疾或者降低残疾的水平至关重要。许多轻、中度的脑瘫孩子，完全有可能通过积极的康复治疗及家庭康复达到生活自理的水平，甚至有些可以自食其立，像正常孩子一样走上学习、工作、结婚、生子的人生之路。即使是重度的脑瘫，也可以降低孩子的残疾程度，提升孩子远期的生活质量。在早期，家长们要做的是及时发现孩子的问题并及时正确的就诊。

如果被确诊为脑瘫或可能发展为脑瘫，应在儿童康复科进行全面、系统、正规的康复治疗。治疗主要包括有运动疗法、推拿治疗、作业疗法、针灸治疗、水疗、中药熏洗等方法。对于年龄较大且肌肉痉挛较严重的孩子，通过评估，还可以选择肉毒素注射、手术治疗等方法。在孩子达到一定的年龄或运动功能后，根据医生的评估情况，可以选择转为以社区康复或家庭康复为主的康复治疗。国内有专家提出中医康复、西医康复加上家庭康复，是适合中国脑瘫儿童康复的"三结合康复模式"，这种模式既改善了脑病损伤区的神经细胞功能，抑制了异常运动与异常姿势反射，又实施了规律、持久的家庭康复，提高了脑性瘫痪患儿的生存质量与生活自理能力。

脑瘫孩子的康复可以说是贯穿终生的，尤其是一些痉挛型脑瘫的孩子，如果康复的延续性不好，运动功能有可能退步，甚至发生从能够走路到再次坐回轮椅的现象。因此，家庭康复非常重要，在孩子达到一定的运动功能后，必须要维持系统、持续、规范的家庭康复，预防孩子运动功能的退步。

（四）如何预防脑瘫

对于脑瘫的预防，一般分为三级预防。

一级预防就是如何从根本上避免脑瘫的发生（病因预防）。首先是准父母均应避免孕育时吸烟、酗酒等不良习惯，保持心情舒畅、精神愉悦；二是避免感染、先兆流产、滥用药物、接触射线及有害化学品，尽量缩短使用电脑、手机等有电磁辐射的电子产品；三是正确处理一些高危因素，如早产、低体重、缺氧缺血性脑病、高胆红素血症、宫内感染等。如出现上述情况时应及早去医院实施迅速、规范的治疗，避免造成严重的脑损伤；同时如果已孕育过原因不明的脑瘫孩子的家长，建议主动进行产前检查，进行基因检查，排除遗传因素，降低再次孕育脑瘫孩子的概率。

二级预防是防止伤残的预防（伤而不残）。对有早产、高胆红素血症、缺氧窒息、颅内出血等高危儿，应及早发现、及早干预、动态观察，避免孩子向脑瘫的方向发展或降低脑瘫的严重程度。

三级预防是保障残而不废的预防（残而不废）。对于已经确诊为脑瘫的孩子，通过各种措施，尽可能保存已有的功能，避免继发障碍，最大限度地提升孩子的生活质量。

（赵　勇、刘振寰）

二　颅脑创伤

（一）什么是颅脑创伤

颅脑创伤（Traumatic Brain Injury，TBI），是指由外力引起的大脑功能或病理学的改变，通俗地讲，就是外伤造成的脑组织结构及功能的损害。TBI 是儿童急诊就诊、住院的首要原因，其病死率、致残率高，居各类创伤之首（图 2-2）。

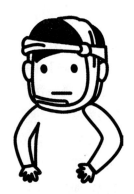

图 2-2　儿童颅脑创伤

（二）颅脑创伤会给孩子带来哪些危害

许多因外力造成颅脑创伤的患儿可能会留有不同程度的后遗症，较轻的患儿表现为易惊、不明原因哭闹、情绪不稳、注意力不集中、记忆力差、烦躁等症状，较重的患儿表现为不同程度的运动、感知、认知等功能障碍，心理行为障碍，以及大脑综合能力障碍等，给家庭和社会带来较大的负担和压力。

（三）孩子出现颅脑创伤后如何应对

首先，在孩子刚发生颅脑创伤的急性期，应首先对原发性颅脑损伤进行及时有效的处理。急救对于提高小儿颅脑损伤后的生存率、减少并发症和后遗症是非常重要的。在医院外发生意外导致颅脑外伤，应迅速转送到医院。这期间，家长要注意解除颅脑损伤的因素，如移除压在颅部的重物、在公路上转移到安全地带；解除呼吸道阻塞的因素，保持呼吸道的通畅；控制头部的出血，如用纱布、毛巾等压在伤口处，避免失血性休克；不要搬动颈部，避免颈椎骨错位造成脊髓损伤；防止伤口污染。

然后，根据孩子病情，在医院内进行急救处理，主要包括止血、维持正常循环，保持呼吸道通畅，降低颅内高压，控制高热、烦躁、惊厥等症状，预防感染及应激性溃疡，神经营养支持等，必要时要进行手术治疗。

在病情相对稳定的时候，尽早介入早期康复。如世界卫生组织推荐，"在生命指征平稳，神经系统症状不再发展后 48 小时即开始康复治疗"。早期康复以肢位的摆放、神经促通术、高压氧治疗为主，有条件时可尽早下床活动。

早期康复后，病情进一步稳定，可开展系统康复训练。系统康复训练包括有运动功能训练、言语功能训练、感知障碍和认知障碍康复，必要时可制作辅助器具和矫形器，以辅助完成维持姿势、移动、进食、清洁等各种日常生活活动能力。

此外，重度的颅脑创伤容易导致持续植物状态（Persistent Vegetative State，PVS），也就是说，虽然孩子的生命体征平稳，但没有任何意识，持续昏迷 1 个月以上的情况。国外学者统计，重度颅脑损伤有约 14% 处于持续植物状态，也有人统计脑外伤造成的 PVS 的发病率为 2.5～4/100000。对于处于持续植物状态的孩子来讲，促醒是关键。促醒的方法主要包括有神经营养药物的应用、高压氧治疗、感觉刺激、针刺及中药治疗等。其中，国内报道针刺为主促醒持续植物状态的病例较多，应作为主要的促醒方法加以应用。右图（图 2-3）描述一个颅

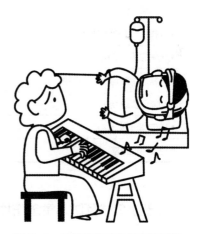

图 2-3 持续植物状态儿童的促醒

脑创伤的儿童，在早期昏迷治疗期间，妈妈在给她弹琴，想以此来唤醒她。

（四）如何判断创伤性颅脑损伤的严重程度

颅脑创伤严重程度的评估，对于昏迷的孩子，目前主要采用格拉斯哥昏迷量表

（Glasgow Coma Scale，GCS）进行评定；对于意识已经清醒的孩子用罗素（Russel）提出的根据伤后遗忘期间（Posttraumatic Amnesia，PTA）长短进行评定。

GCS：≤8分重度（昏迷）；9~12中度；13~15轻度。PTA期间长短评定：<10分钟极轻度；10分钟~1小时轻度；1小时~1天为中度；1天~1周重度；1周以上极重度。

不同的颅脑创伤程度与康复预后情况密切相关，预后潜力和预后效果情况见下表。

表2-1　颅脑创伤康复预后的神经学预测指标

康复潜力和预后良好的因素	康复潜力和预后均差的因素
• 昏迷短于6小时	• 昏迷长于30日
• PTA小于24小时	• PTA大于30日
• GCS大于7	• GCS小于5
• 为局部性脑损伤	• 为弥漫性脑损伤
• 颅内压正常	• 颅内压增高
• 无颅内血肿	• 有颅内血肿
• 脑室大小正常	• 脑室扩大
• 无脑水肿	• 有脑水肿
• 无颅内感染	• 有颅内感染
• 无伤后癫痫	• 有伤后癫痫
• 冲撞引起的凹陷性骨折	• 冲撞引起的严重性闭合损伤
• 无需应用抗惊厥药	• 离不开抗惊厥药
• 无需应用影响精神的药物	• 离不开影响精神性的药
• 功能恢复速度快	• 功能恢复速度慢
• 脑电图正常	• 脑电图异常
• 诱发电位正常	• 诱发电位异常

（五）怎样预防儿童创伤性颅脑损伤

对于儿童颅脑创伤的预防，主要分为三级开展预防工作。第一级应对儿童进行健康安全教育，尽可能避免处于危险环境，减少意外的发生；第二级应对已经发生损伤的孩子进行及时、正确的急救处理，尽早开展康复治疗，最大限度保持及恢复孩子的功能；第三级应让已经出现后遗症的患儿积极适应家庭、学校和社会，防止残损导致残障。

（赵　勇）

三 发育性协调障碍

（一）什么是发育性协调障碍

发育性协调障碍（Developmental Coordination Disorder，DCD）是儿童期常见的动作发展问题，主要表现为粗大动作和精细动作发育迟缓，在学习新动作时存在一定的困难，且一般会延续到青少年甚至成年时期。它是由于运动能力的不足导致日常生活能力和学习成就受到影响的一组神经发育障碍性疾病。据美国精神病学会流行病学调查，5~11岁儿童DCD患病率高达5%~11%。国内有学者调查显示，学龄前儿童DCD异常和疑似异常率分别为5.2%和12.0%。

（二）发育性协调障碍有哪些表现

1. 身体功能方面的特征

（1）运动时显得笨拙或不协调，可能会撞到物体，弄洒液体或碰翻物体（图2-4）。

（2）粗大运动技能、精细运动技能障碍或两种兼有。

（3）某些特定运动技能发展迟缓，例如骑三轮车或自行车、接球、跳绳、扣纽扣和系鞋带。

（4）运动能力与其他能力有差异。例如，智力和语言能力很强，而运动能力滞后。

（5）存在学习新运动技能的障碍。一旦学会某种运动技能，这种运动可以做得很好，但在其他运动方面仍然表现不佳。

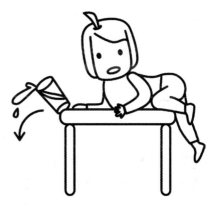

图2-4 发育性协调障碍幼儿常不是有意的碰翻物体

（6）在需要不断变换身体姿势或必须适应周边环境中的各种变化（例如，棒球、网球）时会感到更加困难。

（7）在进行需要协调使用身体两侧的活动（例如，用剪刀、跨步跳跃、挥舞棒球棒或使用曲棍球棒）时会有障碍。

（8）体位控制和身体平衡能力较差，尤其在做需要身体平衡技能的运动（例如，上楼梯、站着穿衣裤）时。

（9）工整书写或一般书写障碍。

2. 在情感、行为、社交方面的特征

（1）某些特定活动缺乏兴趣或者逃避，尤其是需要身体反应的活动。

（2）由于在应付他们生活中必需的活动时遇到各种困难，致使儿童表现出较低的挫折耐受力、缺乏自信和动力。

（3）逃避与同龄人交往，尤其在运动场所。

（4）对自己的表现不满意如擦掉写好的作业、抱怨运动性活动中的表现、对做成的事情有挫折感。

（5）抵制日常习惯或环境的变化。在情感、行为、社交方面的障碍可终生存在。

3．其他方面的特征

（1）在兼顾速度和准确度方面有困难。例如，书写可能很工整，但非常慢。

（2）学业障碍，例如数学、拼写时，书写不准确、不整齐。

（3）日常生活（例如穿衣、使用刀叉、刷牙、拉上拉链、整理背包）障碍。

（4）难以在规定时间内完成任务。

（5）整理书桌、储物柜、家庭作业或者书写有障碍。

在症状出现的时间方面，据统计大约 25% 的 DCD 儿童在入学前出现异常，主要表现为发育落后，尤其是爬行、行走发育迟缓，语言发展缓慢，穿衣困难、精细动作困难等。其余 75%DCD 儿童在小学低年级时出现异常，表现为粗大运动、精细运动及心理行为异常。

（三）孩子为什么会出现发育性协调障碍

DCD 的发病原因目前尚不清楚，研究者的共识是其发病与广泛性发育障碍、智力低下或者是严重神经损伤无关。部分研究者提出：脑组织发育的一系列轻微变异是 DCD 的主要原因，而且 DCD 发病不是某个特定脑组织区域的病变，而是弥散分布，儿童可能存在一个或者更多的障碍（如运动力、注意力、语言等），与脑组织发育异常的程度有关。也有研究认为，早产、基因或围产期缺氧与 DCD 发病有关。

（四）发育性协调障碍如何治疗和预防

DCD 的治疗方法很多，主要包括两大类：

1．以运动程序或缺陷为导向的治疗方法，其中运动程序和缺陷导向治疗方法包括感觉统合治疗、感觉运动导向治疗和程序导向治疗。这些训练方法主要是纠正运动过程中存在的缺陷，提高运动功能；

2．特殊任务治疗法，特殊任务治疗法包括特殊任务干预、神经运动任务训练和以认知为导向的日常作业训练以及反馈疗法等。尽管方法较多，目前没有一种特别有效的方法得到临床的普遍认可。

关于 DCD 的预防，目前因其病因和发病机制尚不清楚，因此没有针对性的预防方法。尽可能避免早产、围产期缺氧、胆红素脑病等可能造成脑功能损伤等高危因素，早期能够发现孩子运动功能落后或运动不协调，尽早开展针对性的训练。

（刘振寰、赵　勇）

四　先天性脊柱裂

（一）什么是先天性脊柱裂？它有哪些危害

先天性脊柱裂又称椎管闭合不全，是脊柱脊髓最常见的先天畸形，尽管大部分在出生前和婴幼儿期即已诊断，但仍有部分在青少年或者成人期才得以确诊。它是导致严重肢体残疾、婴儿死亡的最常见先天畸形之一，85%的患者并发脑积水等严重并发症。脊柱裂的发病率约为1‰，且病程长、治疗困难。近年来，因甲胎蛋白（Alpha-fetoprotein）的筛检技术提高使发病率降低。

先天性脊柱裂分为隐性脊柱裂和显性脊柱裂。

隐性脊柱裂　多发生在腰骶部，一般无明显的外在表现，病变区域皮肤可正常，也可有色素沉着、毛细血管瘤、皮肤凹陷、局部多毛等现象，偶可见两脚不对称、感觉障碍、局部营养性溃疡等；泌尿系统表现为排尿困难，出现遗尿及尿失禁。另外，由于局部解剖学的异常，使紧密连结脊柱裂弓间的黄韧带及竖脊肌等腰肌缺乏附着点或依附面太少而不牢固，从而降低了脊柱腰骶部的稳定性，当腰骶部活动较多、负荷较大、持续时间较长时，可产生慢性劳损，逐渐出现乏力、腰骶部疼痛等。

显性脊柱裂　多见，90%以上发生在腰骶部，视伴发脊髓组织受累程度不同而在临床上出现症状差异悬殊。局部表现：出生后在背部中线有一囊性肿物，随年龄增大而增大，体积小者呈圆形，有的基地宽阔，有的为细颈样蒂。肿块表面的皮肤可为正常，也可有稀疏或浓密的长毛及异常色素沉着，有的合并毛细血管瘤，或有的深浅不一的皮肤凹陷，啼哭或按压前囟时，囊肿的张力可能增高；若囊壁较薄，囊腔较大，透光试验可为阳性。此外，还可伴有程度不等的下肢迟缓性瘫痪和膀胱、肛门括约肌功能障碍以及脑积水等（图2-5）。

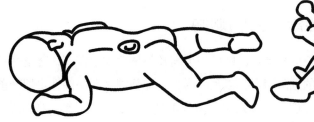

图2-5　显性脊柱裂

（二）先天性脊柱裂的产生原因是什么

先天性脊柱裂是胚胎发育过程中，椎管闭合不全而引起，可从较小的畸形如棘突缺如或椎板闭合不全，到严重的畸形。先天性脊柱裂是神经管缺陷的一个临床类型，发病机制尚不明确，目前较为普遍的观点认为绝大多数是遗传因素与环境因素相互作用的结果，强调多基因遗传的基础上，胚胎在神经系统发育过程中遇到各种外界环境致畸因素所引起。

遗传学因素　如产妇既往有出生缺陷史或家庭畸形史，其生育神经管缺陷儿的危险性增高，报道其生育神经管缺陷儿的再发风险可达 8.1%，且再发率与畸形率密切相关。

环境因素　在怀孕期，尤其是 3 个月内，感染巨细胞病毒、单纯疱疹病毒、风疹病毒、弓形虫等；某些药物如抗癫痫药物、抗精神病药等，均可导致畸形发生。致畸性有机溶剂、农药或杀虫剂等可增加患病危险性；孕妇在胚胎发育的易感期接受大剂量的 X 射线和镭照射时，可能会导致胎儿产生脊柱裂等畸形。另外，怀孕母亲暴露在热装置如热管、桑拿浴等使体温过热会增加患病危险；父亲常暴露于焊接时的紫外线也会增加患病风险。妊娠期间营养不良造成叶酸、维生素 A、蛋白质、肌醇等营养缺乏，以及吸烟、酗酒、肥胖、高血压、糖尿病、严重的精神刺激以及高龄产妇（或父亲）等都是脊柱裂发生的危险因素。

（三）得了先天性脊柱裂该怎么办

先天性脊柱裂的治疗比较困难，严格掌握手术指征，开放性神经管闭合不全应在出生后 24 小时内手术治疗。隐性神经管闭合不全，若无症状的患者不宜手术。脊髓膨出和神经症状不太重的其他类型膨出病例，应尽早手术治疗。药物方面可应用维生素 B_1 及 B_6、维生素 B_{12} 肌注。多数患儿在经过早期的手术或药物治疗后，均可进入脊髓功能的恢复与重建阶段，合理、正确的康复治疗如排尿功能的训练、腰骶部等部位肌群的肌力训练等，可促进患儿脊髓神经功能的恢复，减少手术并发症的发生，在先天性脊髓损伤的治疗中占有重要位置，对患儿的预后有直接的影响。

（四）先天性脊柱裂可以预防吗

先天性脊柱裂重在预防，婚前、孕前及孕早期优生咨询，普及生殖健康；指导孕妇早期避免可能的危险因素，以预防为主；加强围生期保健，定期产前检查，妊娠早期筛查胎儿异常。例如，孕妇超音波与羊膜穿刺，补充叶酸。于怀孕 15～20 周测量抽取孕妇的血清和羊水样本的甲胎蛋白来诊断胎儿是否有神经中枢管缺陷。注意合理饮食，食物品种多样化，多吃绿叶蔬菜和肉、鱼、虾、新鲜水果，少吃干、腌蔬菜及白菜，同时必须适当控制体重。适当体育锻炼，提高机体抵抗力，减少病毒感染。防止孕妇滥用药物，对于在服用某些药物，病情尚未控制的妇女，建议推迟生育。避免接触猫、狗及食用未熟肉类，从而有效预防弓形虫感染。应避免热暴露和热性疾病，防止母亲体温过高，怀孕早期避免接触射线、农药或杀虫剂、有机溶剂、电离辐射等。孕妇应加强个人修养，多阅读益智的书籍，保持良好的心情，避免不良的精神刺激。

（赵　勇）

五　新生儿臂丛神经损伤

（一）什么是新生儿臂丛神经损伤

新生儿臂丛神经损伤（Neonatal Brachial Plexus Palsy，NBPP），主要是指在胎儿发育和分娩过程中，受到各种外力的因素影响导致胎儿一侧或双侧臂丛神经损伤，临床主要表现为伤侧上肢功能障碍，也严重影响了患者的心理健康发育，给社会及家庭带来沉重负担。NBPP 的发病率各国报道为 0.16‰ ~ 4‰，通常认为发展中国家的发病率更高。NBPP 多见于肩难产、臀位产时。臂丛神经是上肢功能和感觉的主要支配神经，一旦损伤会导致新生儿同侧上肢的所有功能丧失，如肩关节外展、上举不能，肘关节屈伸不能，前臂旋转、腕关节屈伸不能，手指屈伸、外展、对掌、对指均不能等，若不及时进行治疗极易导致上肢功能严重缺失、肌肉萎缩、皮肤感觉异常、肢体畸形，是导致新生儿致残的重要因素之一。臂丛神经损伤后发生华勒变性，神经肌肉终板再生最长期限为初次损伤后 3 ~ 4 周，失神经支配时间越长，终板变性越不可逆，最终肌肉发生萎缩。

（二）新生儿臂丛神经损伤的产生原因是什么

头位产　臂丛神经是由颈 5 ~ 8 及胸 1 脊神经组成，头位产中巨大儿或肩难产出肩困难时过度压后肩，或用力牵拉小儿头颈部，是臂丛神经处于过度紧张状态而造成损伤（图 2-6）。另外，

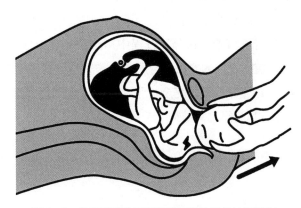

图 2-6　娩肩困难也可能导致新生儿臂丛神经损伤

胎方位判断错误，胎头外旋转时误将胎头转向对侧，使胎头和胎肩向相反方向分离，拉宽了胎儿第一肋与喙突间的距离而导致臂丛神经损伤。

臀位分娩　胎臀娩出时手法不正确，使胎臀以外展方式娩出，致臂丛神经下干处于紧张状态造成下干损伤麻痹。据报道，臀位分娩新生儿臂丛神经损伤的发生率比头位高17倍。

（三）得了新生儿臂丛神经损伤怎么办

臂丛神经损伤后，如果不进行早期规范的手功能训练和综合康复治疗，损伤神经支配的肌肉会发生萎缩、肌力降低、关节挛缩，手的功能不能建立，并且出现代偿和畸形，对患者以后的日常生活活动造成严重的影响。

大部分新生儿臂丛神经损伤多为神经受牵拉，神经外膜轻度撕裂、水肿及局部出血从而导致神经传导功能障碍所致，此型的治疗重点是患侧保持生理功能屈曲位，给予针灸治疗、超短波治疗等，药物予以大量 B 族维生素神经营养药物及神经生长因子，并辅以被动功能锻炼、手法推拿等治疗，能很快恢复，多不遗留后遗症。少数因神经纤维的部分断裂，甚至于神经完全断裂，可造成短期瘫痪乃至于永久瘫痪。对此型的治疗除运用前述治疗方法外可用电刺激疗法以促进神经损伤恢复、防止肌肉萎缩的发生，若仍未恢复，行肌电图检查，对于表现为失神经支配后期患儿宜行手术治疗，行神经粘连分离、神经吻合术或神经移植术，但对于手术时机的选择有不同观点，有待进一步积累经验。

（四）新生儿臂丛神经损伤可以预防吗

对于臂丛神经损伤的防治，关键在于预防。肩难产和臀位分娩是臂丛神经损伤的主要原因，接生方法不正确是不容忽视的因素。产前应根据腹围。宫高及 B 超检查，准确预测胎儿体重。巨大儿易致肩难产，因此，在分娩过程中有第二产程延长，随宫缩只有胎头伸缩而胎肩固定不动或中位产钳失败均提示有肩难产。产前预计有肩难产者应行剖宫产。在分娩过程中肩难产一旦形成，切不可继续在宫底加压或强行拉胎头，应按正确的方法试行解决。对臀位分娩应正确掌握阴道臀位产的适应证及分娩时机，必须等待宫口完全扩张、充分堵臀才能接产，后出头困难时切忌过度牵拉儿颈、躯干和上臂。

（刘振寰、赵　勇）

六 神经肌肉疾病

（一）神经肌肉疾病是一类什么病

神经肌肉疾病是一大类损伤到脊髓、周围神经、神经肌肉接头和骨骼肌的疾病，也可分为神经源性疾病和肌源性疾病两大类。因为脊髓和外周神经接收上位中枢神经的"命令"并"下达"给肌肉，做出相应的运动。因此，虽然该类疾病累及部位及性质不同，但表现有许多类似之处，可导致不同程度的运动功能障碍，所以将它们归为神经肌肉疾病。这些患儿往往出现四肢肌肉麻木无力，也可发生眼肌、喉肌、呼吸肌或四肢肌肉障碍，影响发音、吞咽和呼吸，严重的甚至发展到无法吞咽及呼吸，造成严重残疾甚至死亡。

神经源性疾病指的是下运动神经元疾病，比如脊髓前角细胞，神经根和周围神经病变，这些常常是由于炎症、外伤、肿瘤、中毒、变形、压迫的代谢障碍引起的病变。肌源性疾病，指的是在运动终板内和周围肌肉纤维或肌肉结缔组织内，因解剖学和生物化学变化所引起的多类疾病，而非神经系统内的病变。

（二）儿童常见的神经肌肉疾病

1. 进行性肌营养不良

进行性肌营养不良（Progressive Muscular Dystrophy，PMD）属于遗传性骨骼肌变性疾病，是儿童神经肌肉疾病中最常见、最严重的一种，抗肌萎缩蛋白基因突变是引起该病的主要原因。进行性加重的对称性肌无力、肌肉萎缩或假性肥大是PMD患儿的共同临床特征，部分患儿存在认知功能障碍，90%患儿死于呼吸或心脏衰竭。图2-7为进行性肌营养不良儿童常见步态。

2. 脊肌萎缩症

儿童型脊肌萎缩症（Children Spinal Muscular Atrophy，CSMA）是一种较常见的累及神经系统的常染色体隐性遗传性疾病，其发病率为1/6000～1/10 000，是由于脊髓前角运动神经元退行性变引起的进行性肌肉无力和萎缩。临床表现一般为慢性起病，四肢无力、变细及行走不稳，患儿智力多正常。

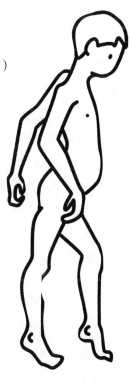

图2-7 进行性肌营养不良儿童步态

3. 腓骨肌萎缩症

腓骨肌萎缩症也叫遗传性运动感觉神经病，是临床最常见的具有高度临床异质性和遗传异质性的周围神经系统单基因遗传病，患病率约为 1/2500。该病一般于儿童期或青少年期发病，临床主要表现为慢性进行性四肢远端肌无力和肌萎缩、感觉减退和腱反射消失，伴高弓足和脊柱侧弯等骨骼畸形。多数患者疾病进展缓慢，出现轻至中度功能损害，但不影响预期寿命。

4. 脊髓灰质炎或其他肠道病毒感染

目前国内已经十余年未发现本土野毒株脊髓灰质炎病毒感染，但非脊髓灰质炎肠道病毒（Non-polio enterovirus，NPEV）感染导致的急性弛缓性麻痹（Acute Flaccid Paralysis，AFP）越来越引起人们的重视。偶有柯萨奇、埃可病毒等其他肠道病毒感染引起的类似脊髓灰质炎的病例。其临床表现与症状的轻重程度和范围，视病变的程度与范围不同，相差较大，轻者可无疾病，重者可引起严重瘫痪。临床上分为潜伏期、疾病发展期、恢复期、后遗症期。该病的特点是在疾病发展期多出现一些感染症状，如发热、头痛以及消化道、呼吸道感染的表现，严重者出现神志、精神方面的症状。

5. 吉兰-巴雷综合征

吉兰-巴雷综合征又称急性感染性多发性神经根炎，是由病毒感染或感染后以及其他原因导致的一种自身免疫性疾病，其主要病理改变为周围神经系统的广泛性脱髓鞘。该病在发病前常有上呼吸道或消化道感染的前驱症状，如发热、腹泻等。在儿童期，年龄越小，症状越不典型，学龄前儿童大多表现为拒绝行走、腿部疼痛，学龄期儿童症状更为典型，大多表现为肢体无力和感觉异常。

6. 重症肌无力

重症肌无力（Myasthenia Gravis，MG）是一种神经-肌肉接头传递障碍的慢性疾病，主要临床特征为受累骨骼肌极易疲劳，短期收缩后肌力减退明显，休息和使用抗胆碱酯酶药物后肌无力症状可部分和暂时恢复。国内的一个大样本研究中 39%～50% MG 患者为儿童。儿童 MG 受累部位以眼外肌为多，特别是上睑下垂。因此对于上睑下垂的儿童应警惕该病，应结合病史、相关检查等进行诊断。

（三）神经肌肉疾病一般要做哪些检查

肌肉疾病，无论何种原因引起，都可以表现为肌无力、肌强直、肌肉萎缩、肌肉假性肥大及肌肉疼痛等，在一些神经源性的疾病中，也可以出现上述的类似症状，对诊断造成一定困扰。在医生接诊过程中，如果怀疑孩子有神经肌肉方便的病变，往往会选择给孩子做以下几个检查。

肌电图和躯体感觉诱发电位　肌电图是记录神经肌肉的生物电活动，以判定神经肌肉的功能状态，并用于神经肌肉疾病诊断的检查方法。其临床意义示在于鉴别神经肌肉疾病的病损属于神经源性还是肌源性的。用体感诱发电位检查能够测试经过脊髓和周围神经系统的躯体感觉神经纤维冲动传导的完整性，对判定损伤部位有价值。

肌肉活检　这是实验室诊断的重要方法。一般慢性疾病时，选择轻、中度受累的肌肉做活检；急性病变时，选择受累较重的病肌做检查。如病变以远端为主，则选择远端的病肌。

血清酶学　这个检查没有特异性，但是心肌酶的高低常能反应肌肉病变的严重程度。神经源性疾病一般数值不高或轻度升高，肌源性肌病则多有升高。诊断肌源性肌病最常用的酶为肌酸激酶（Creatine phosphokinase，CK）、丙酮酸激酶（Pyruvate kinase，PK）、乳酸脱氢酶（Lactic dehydrogenase，LDH）等，其中以肌酸激酶最为敏感。

基因检测　目前随着分子生物学研究的发展，已经明确部分神经肌肉病是由于基因突变引起的，因此确定这些疾病的基因定位和分离缺陷的蛋白质，是诊断这类疾病的关键。

新斯的明试验　新斯的明试验是诊断重症肌无力的重要手段之一，通过观察注射新斯的明前后患者眼睑、颈部及四肢肌力变化来确定是否存在重症肌无力。

（四）神经肌肉疾病可以治疗吗

目前来说，进行性肌营养不良、脊肌萎缩症、腓骨肌萎缩症等均无特效的治疗方法，一般支持疗法为主，避免过劳，防止继发感染，并可适当进行康复治疗，以提高运动功能，延缓病情发展。其他疾病可根据疾病的病因、病情等不同而选择不同的药物治疗。

（五）神经肌肉疾病预后如何

不同的疾病预后不一样，同一疾病中不同的类型其预后也不一样。如裘馨（Duchenne）型肌营养不良症多在 20 岁前死于呼吸衰竭或心力衰竭，但远端型肌营养不良症预后良好。格林巴利综合征大多数患者经积极治疗后预后良好，仅少数重症患者的肢体瘫痪难以恢复，少数病例可复发。

（赵　勇）

（一）先天肢体畸形的发病情况

肢体畸形是一种相对常见的先天畸形，国外文献报道的新生儿骨骼肢体畸形的发病率为 1/500，其中肢体缺陷和截肢的发病率为 1/20 000，而真正的骨骼发育不良较少见。国内一项有关胎儿结构异常的调查分析资料显示，胎儿结构异常病例中以骨骼肢体畸形的发病率最高，为 0.24%，其中指（趾）畸形的漏诊率居骨骼肢体畸形漏诊率的第一位。骨骼肢体畸形常伴其他结构畸形，单一畸形较少见。

（二）先天肢体畸形的发病原因

导致畸形的因素大体上可分为环境因素及遗传因素，先天畸形的发生是遗传因素和环境因素两者作用的结果。

在遗传因素中，较多先天畸形见于遗传病或有家族史的情况。遗传因素在先天畸形的发生过程中起着十分重要的作用。人类先天畸形的发生中有很多是由于遗传物质的突变引起。国内外许多研究均表明，基因突变和染色体异常，都可能引起其后代发育的各种异常。

环境因素对四肢先天畸形的发病影响比较复杂，诱发先天畸形的环境因素可根据其来源分为原生环境和次生环境，此外根据性质又可分为物理因素、化学因素、生物因素及社会因素。目前已有 30 余种物质被证明与人类畸形的发生有关，此外尚有多种物质被怀疑有致畸性。人类可以通过多种途径与这些环境因素接触，接触途径可大致分为生活接触、职业接触及医源性接触。生活接触中，如长期高铅环境暴露、接触除草剂及孕妇长期进食腌制品、吸烟、酗酒等，均有可能造成胎儿肢体先天畸形。职业接触中，从事的工作环境在存在各种致畸因素，而工作的过程中会暴露在这些环境中从而受致畸因素影响，如在化工厂、木材厂、果园等接触各种有害化学物质，均有胎儿致畸风险。医源性接触是指在接受治疗或检查的过程中接触到致畸原，致畸原可以是 X 线、放射性同位素、超声波甚至某些药物。多种药物已被发现具有致畸性并禁止孕妇服用。另外 10% 的试管婴儿会在出生时携带某部位畸形，孕期羊毛膜穿刺活检有较大的可能性导致末端肢体缺失。

（三）常见的先天肢体畸形有哪些，有哪些治疗措施

四肢先天畸形种类较多，根据临床表现可分为肢体形成缺陷、分化障碍、重复、发育过度、发育不全、束带综合征及骨骼畸形等种类。常见的造成运动功能障碍的先天畸形有先天性锁骨假关节、先天性高肩胛症、先天性肩关节脱位、先天性肱骨近端内翻、

先天性桡骨头脱位、先天性桡骨假关节、先天性尺骨假关节、先天性尺桡骨融合、先天性桡骨缺如、先天性并指、先天性巨指、先天性和发育性髋关节发育不良、先天性髋外展肌挛缩、先天性和发育性髋内翻、先天膝关节过伸和脱位、先天性髌骨脱位、先天性小腿成角畸形、先天性胫腓骨假关节、先天性长骨缺失、下肢不等长、先天性马蹄内翻足等。

在治疗方面，对于先天性肢体缺如造成功能障碍的患儿，可以适残肢情况制作义肢；对于骨关节融合、假关节等造成功能障碍的患儿，可以进行手术治疗以改善功能及外观；对于关节脱位的患儿，可以进行关节固定。在进行上述处理的同时，可以视具体情况进行康复训练，以改善功能，保持治疗效果，预防继发障碍或并发症。

（四）如何预防先天肢体畸形

首先应当避免遗传及环境的高危因素。如有家族性的先天肢体畸形，可进行婚前检查及产前检查，进行遗传咨询，明确下一代发生先天肢体畸形的概率。孕育前及孕期避免服用可能致畸的药物、避免接触有害化学物质、避免接触射线及高强度的电磁波、戒烟戒酒（图2-8）等。在孕期定期进行产检，尤其是在 $11 \sim 13^{+6}$ 周进行 B 超检查，可有效发现肢体结构上的畸形，严重畸形可以选择终止妊娠。

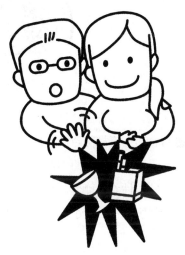

图 2-8　远离烟酒可预防先天性畸形

（赵　勇）

八　骨关节疾病

先天性骨关节疾病种类较多，根据其发病率和对运动功能的影响，在这里主要介绍一下特发性脊柱侧弯与先天性髋关节发育不良。

（一）特发性脊柱侧弯

脊柱侧弯，是指脊柱的一个或数个节段在冠状面上偏离身体中线向侧方弯曲，形成一个带有弧度的脊柱畸形，还可同时伴有脊柱的旋转和矢状面上后突或前突的增加或减少（图2-9）。国际脊柱侧凸研究学会对脊柱侧凸定义为：应用科布角度法（Cobb's angle）测量站立位脊柱正位 X 线片的脊柱弯曲，角度大于 10 度称为脊柱侧凸。脊柱侧弯分为功能性和结构性两种类型，对于原因不明的脊柱侧弯，我们称之为特发性脊柱

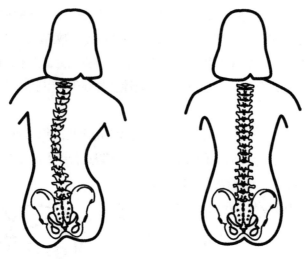

图2-9 侧弯脊柱（左图）和正常脊柱（右图）

侧弯，约占脊柱侧弯的8成。青少年特发性脊柱侧弯占学生总数的0.5%~3%，女性明显高于男性，其中约10%需要外科矫正。

特发性脊柱侧弯的病因不明，目前研究可能与遗传因素、内分泌及代谢系统异常、结缔组织异常、血小板微结构因素、骨骼发育异常、中枢神经系统异常、肌肉不平衡等有关。

脊柱侧弯如未能及时发现和治疗，可能出现躯干的严重畸形，造成腰背部疼痛，并可继发颈椎、髋关节等其他关节功能和结构的异常，甚至可能造成心肺功能障碍，严重影响青少年健康发育。

发现孩子有特发性脊柱侧弯后，应及时到医院骨科或康复科就诊，进行相关检查和评估，90%的患儿可以通过保守治疗进行矫治，而不用手术治疗。治疗方法包括运动疗法、手法治疗、配带脊柱矫形器等。运动疗法中较为流行的为施罗氏法（Schroth method）、科学运动方法脊柱侧弯法（Scientific Exercise Approach for Scoliosis，SEAS）、多波谢维奇法（Dobosiewicz's method）和生理性训练（Physiological treatment）。通过系统的训练，可以纠正异常的姿势，平衡脊柱两侧肌肉，提高神经运动控制，从而改善侧弯畸形。手法治疗对于脊柱侧弯引起的肌肉、韧带、筋膜等软组织异常以及疼痛症状有一定的治疗效果。脊柱矫形器是最常用的保守治疗方法，可以防止脊柱侧弯加重，并使其稳定在一个可接受范围之内，但支具不能矫正侧弯畸形，需配合其他方法才能发挥疗效。

脊柱侧弯的早期发现、早期诊断、早期治疗对其预后非常关键，对于青少年应定期进行脊柱侧弯的筛查工作，做到预防为主。

（二）先天性髋关节发育不良

先天性髋关节发育不良包括股骨头脱位、半脱位和髋臼发育不良。先天性髋关节发育不良约占存活新生儿的1%，且左髋发病率高于右髋，双髋同时脱位也多于单纯右髋脱位。女婴发病率高于男婴，约是男婴的5倍。

先天性髋关节发育不良的病因还不是非常明确，目前有多个学说。机械压力学说认为臀位产使髋关节受到异常的压迫，容易引起股骨头脱位；而过紧的襁褓强迫髋关节伸直位，可增加髋关节发育不良的概率。激素学说认为雌激素被胎儿吸收引起韧带松弛，导致先天性髋关节发育不良。原发性髋臼发育不良学说认为家族有浅髋臼表现，是先天性髋关节发育不良的危险因素。遗传学说认为70%患先天性髋关节发育不良的儿童有阳性家族史。另外有研究表明，先天性髋臼发育不良使髋臼和股骨头承受的压力分布不均，承重区范围缩小，承重区关节软骨承受的压力要较正常增加10~15倍，因此会早期发生关节软骨磨损。髋关节负重时股骨头产生向外上方的应力作用，可导致髋关节半脱位或全脱位。

先天性髋关节发育不良强调早发现、早治疗。对于学步前的婴儿来讲，体格检查仍是早期筛查和诊断重要手段之一。家长需要掌握的方法主要是观察法，观察患儿卧位时是否有一侧臀部增宽升高、两侧臀纹和腹股沟褶纹不对称、一侧下肢缩短或外旋的体征；也可以进行手法检查，患儿仰卧屈髋屈膝，两足平放床上，双踝靠拢如见双膝高低不等，低者为脱位侧，称为阿利斯（Allis）征阳性（图2-10）。对于已经开始步行的幼儿，家长重点观察是否有跛行步态，跛行一侧可能为髋关节发育不良（图2-11）；或者出现类似鸭子行走的左右摇摆的步态，这可能是双侧髋关节脱位。家长在发现孩子髋关节发育有异常的情况下，应及时到医院进一步诊治。

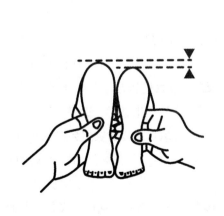

图2-10　阿利斯征阳性

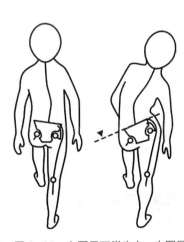

图2-11　左图是正常步态，右图是跛行

另外一些疾病也可导致髋关节的发育不良或髋关节脱位，如脑瘫儿童长期的肌痉挛、下肢不负重等原因，可继发髋关节发育不良或半脱位、脱位。许多运动障碍患儿因长期下肢不负重、双侧下肢肌力不平衡或姿势不良，也可继发髋关节发育不良。继发的髋关节发育不良在疾病的持续或发展过程中逐渐影响到孩子的髋关节发育，家长需在孩子的发育过程中注意观察，为孩子定期检查，及早发现并处理。

先天性髋关节发育不良的治疗，分为新生儿组（出生~6个月），婴儿组（6~18个月），幼儿组（18~36个月）、儿童组（3~8岁）和 青少年组（>8~10岁）。新生儿组主要使用的是连衣挽具，它可以为髋关节提供动态的屈髋和外展的体位，治疗期间应每周复查1~2次，及时调整带子的长度和松紧度。婴儿组因患儿开始下地走路，髋关节发育不良会逐渐加重，这时一般采取闭合复位或手术切开复位的方法，术后石膏固定10~14周，拆除全部石膏后，改用外展支具固定4~8周，然后夜间和午睡期间继续固定1~2年，直到髋臼发育正常。幼儿组一般需要手术切开复位，并进行股骨截骨和骨盆截骨等联合手术。儿童组治疗上较为困难，进行切开复位和股骨短缩，或同时做骨盆截骨等联合手术，可以获得满意的髋关节复位，并减少股骨头缺血性坏死的发生率。青少年组，因术后发生髋关节僵硬的机会非常大，所以只有单侧髋关节脱位才考虑切开复位，但数年后易发生退行性骨关节炎，造成疼痛和活动受限，需要进行重建性手术，如全髋关节转换术。

先天性骨关节发育不良病因不明，针对病因的预防较难。家长应定期对孩子进行体格检查，平时留意孩子是否有下肢不对称的姿势，做到早发现、早诊断、早治疗，尽早恢复孩子髋关节的位置，避免随着年龄的增长加重髋关节发育不良病情。

（赵　勇）

九　发育迟缓

根据推算，全国每年约有1600万名新生儿，其中约有6%~8%的儿童会有发育迟缓，以0~6岁计六个年龄层估算，约有9600万名发育迟缓儿童。所谓发育迟缓儿童，为现阶段在身体、心理、社会各方面发展较慢，或目前各方面发展虽在正常范围，但将来有高度概率会出现发展迟缓的儿童。也就是在说话、坐、爬、走路、学习、生活能力、情绪或人际互动等方面的发展，较同年龄儿童慢或可能以后发展会慢的儿童。发展迟缓的高危族群有早产儿、体重过轻儿、视力障碍儿童、听力障碍儿童、智能障碍儿童、学习障碍儿童、自闭症儿童、脑瘫儿童等。

本手册以介绍肢体障碍儿童为主，常见的诊断包括：脑瘫、脑伤、发展性协调障碍、脊柱裂、新生儿臂神经丛受损、神经肌肉病变、先天肢体缺陷、骨科疾患（髋关节脱位、脊柱侧弯、杵状足）等。这些疾病的特性，在本章都有详细介绍。相对于所有残疾儿童的比例，估计肢体障碍儿童约700万。虽然肢体障碍儿童的症状以神经肌肉骨骼系统的损伤为主，但如本书第三章一再强调，儿童的发展（发育）是全面性的，且各发展领域会相互影响，因此肢体障碍儿童因先天或成长过程中遭遇的问题，除了肢体动作障碍外，也可能会出现其他发育迟缓的问题，尤其是心理情绪问题。此外，现代早期干预强调优势导向，强调预防，要善用孩子的优势，让孩子的优势成为他长大后融入社会的有利条件；同时也要全面关心孩子的功能，充分了解生长过程中，孩子各方面发展的进程，可事先为他铺路。询问你的儿童保健科医师，取得发展筛查表，可定期自行在家为宝宝进行发展筛查。当发现孩子某方面可能有落后时，就要和专业团队讨论。千万不能因孩子是肢体障碍，只重视肢体动作的发展和训练，要让儿童各方面发展潜能都能充分发挥。

发育（发展）迟缓儿童（简称迟缓儿童）是指学龄前儿童在认知学习、语言沟通表达、粗动作、精细动作、人际互动与情绪发展等方面，与一般同年龄的儿童相比后，有一种或以上数项发展落后或异常的现象。其常见的状况有语言表达及沟通能力较差、学习事物或操弄物品速度较慢、和他人互动品质不良、情绪控制较差、注意力无法集中或持续性较差、会自己吃饭更衣，或自己坐或行走的年龄明显比一般孩子晚等。

为了解儿童的发育（发展）问题，早期干预团队会使用综合性发展评估工具，以了解孩子的六大发展领域是否有哪个领域发育较慢，慢多少，以作为拟订干预计划的参考。六大发展领域就是第三章所说的认知能力、社会情绪、大动作、精细动作、语言能力和生活自理（图2-12）。迟缓的程度，常依据评估结果落后一般孩子的的程度，分为临界、轻度、中度、重度及极重度发展迟缓五种。通常临界只是稍微落后，还达不到迟缓，可是要开始干预了。有迟缓，表示在100位孩子中，孩子在那个发展领域的表现已是倒数2~3名了，所以需要积极干预。但孩子的发育速度会有高高低低，很多环境或孩子身因素也会影响。在发现孩子有某方面发展领域有迟缓时，家长一定不要心慌，在专业人员支持下，一起找到帮助孩子往前迈进的方法。

不论孩子的发育迟缓问题是什么，家长首先要记得孩子就是孩子，一般孩子的需求他们都有，尽量把他们当一般孩子对待和照顾，提供他们快乐成长的机会和经验。其次，他们

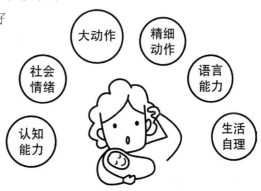

图2-12 六种发育迟缓类型：认知发育迟缓、社会情绪发育迟缓、大动作发育迟缓、精细动作发育迟缓、语言发育迟缓和生活自理发育迟缓

的各方面功能或发展有快有慢，善用他们优势能力，让他们的优势更优势，同时，孩子有些能力需要一段时间重复练习才能有明显改变，所以必须有耐心，创造机会引导孩子持续练习。

最后，不同发展问题的孩子，需要经由不同专业人员才能克服成长阶段的不同问题，专业人员虽然专业，无法得知孩子每日生活的样貌，家长本身才是知道孩子生活功能的专家。因此，家长要成为专业团队的一分子，积极参与孩子的早期干预，让孩子得到终身有效的支持与协助。此外，对发育迟缓幼儿，早期干预是铺路的工作，随着孩子的成长，引导他一步一步走向独立自主的方向；且预防他有不必要的并发症或负向行为产生，如关节活动度减少、体力过弱、没有自信、害怕新环境、过度依赖他人、自我为中心、用哭闹来达到目的等。

（廖华芳）

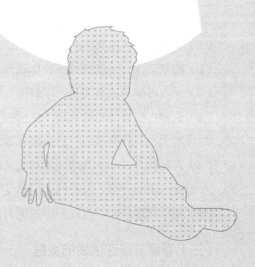

第三章

了解一般儿童的发展

（一）发育是儿童随年龄而增加的新技能

看着婴儿从出生后一直在改变，我们看到的是生长和发展（发育）。生长指身体成熟后，量方面的改变，如身高、体重、牙齿数等数量的增加。发展（发育）属于质方面的改变，如认知、动作、情绪及社会能力随着年龄增加而新技巧越来越多，越能适应环境与任务的要求。传统上，发展可分为六大领域，彼此息息相关。然而除了六大领域外，游戏被认为是现代儿童最重要的学习和社会参与。因此，在本书其他文章会针对各发展领域和游戏发展做详细介绍。

（二）六大发展领域

幼儿六大发展领域介绍如下：

（1）大动作：大肌肉或大肢体动作。如翻身、坐、爬、走路、跑、跳等。

（2）精细动作：小肌肉或小肢体动作。如抓取物品、拿汤匙、拿笔画等。

（3）语言理解与语言表达：了解他人或表达自己的非口语与口语信息。

（4）认知：广泛的心智活动，包括知觉、意象、记忆、注意力、学习、联想及推理等，如分辨大小、分类颜色、数量概念等。

（5）人际社会：和他人的人际互动兴趣与社交技巧。如认得妈妈、分离焦虑、喜欢跟人一起玩、主动分享、关心他人的感受等。

（6）生活自理能力：自我照顾的能力，如拿奶瓶、拿汤匙吃饭、刷牙、穿脱衣等。

（三）看懂发展评估表的数据

身为家长，除了要了解儿童各方面的发展内容和随着年龄增长而出现的变化外，可自行利用各种发展筛查量表（图3-1），了解自己的宝贝在各个发展领域的优劣势，若怀疑有发育迟缓问题，会有专业人员进行发展诊断评估，所以要能看懂发展评估报告。通常，发展评估报告会提供百分等级、发展年龄或发展商数的数据。其意义说明如下：

（1）百分等级：把同年龄的孩子根据能力分为1至100名，百分等级100表示表现最好，百分等级1表示表现相对较差。

（2）发展年龄：发展分数相当于常模某个年龄层儿童的得分，若测量后所得的发展分数相当于某年龄层常模分数的中位数或75百分位数，该年龄就是发展年龄。

（3）发展商数：一般简单的发展商数为发展年龄除以生理年龄，再乘上100。所以发展商数越高表示发展越好，100为平均表现，低于70可能要寻求进一步评估。

满 2 岁 ~ 未满 3 岁发展筛检表

大动作
- 能手心朝下丢球或东西。
- 不扶东西，能双脚同时离地跳。

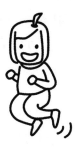

精细动作
- 会照着样式或模仿画出垂直线。
- 会一页一页地翻图画书。
- 能模仿别人做折纸的动作。

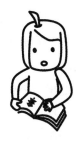

语言沟通
- 能正确的说出身体 6 个部位名称。
- 会问"这是什么？"
- 会主动告知想上厕所。
- 幼儿说话半数让人听得懂。

便便

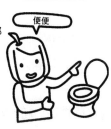

身边处理及社会性
- 会自己穿脱没有鞋带的鞋子。
- 能用汤匙吃喝东西。
- 会自己洗手并擦干。

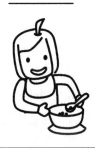

图 3-1　利用各年龄阶段的发展筛查图，家长可大略知道宝贝的发展概况，并在必要时，尽早寻求早期干预。图为 2~3 岁的发展筛检题目。

（四）儿童发展的任务

除了上述传统的发展领域外，全球普遍认为儿童发展的任务有三，即：早期亲子关系的建立、知识与技巧的获得及独立与依赖间的平衡。婴幼儿各时期发展任务与建议叙述如下，家长可借助日常生活照顾孩子的过程，协助孩子完成以下发展任务。

1. 婴儿期（0~1 岁）

（1）充分营养与身体保护：充分满足婴儿对营养的需求，提供安全的环境，作为后续发育与发展的基础。

（2）建立亲子依附关系：父母要与婴儿建立亲密的感情联系，满足婴儿与人交往、身体接触的需求。

（3）与人沟通与互动能力。

（4）知觉和动作发展：提供丰富而又适宜的刺激，重视感官功能和动作类活动，尤其手部基本操作技巧与身体移动技巧。

（5）建立最初的行为基础：包括规律的生活作息习惯，自我调节能力等。由于每个儿童出生时的气质特点各不相同，照顾者应主动地回应婴儿需求，同时又要注意引导婴儿的行为循着社会所要求的方向发展。

2．幼儿期（1~3岁）

（1）知觉动作的发展：尤其是移位与操作物体能力的发展，提供必要的运动空间、活力与玩具，安排合适的体能活动和游戏，以加强基本知觉动作技巧。

（2）语言发展：3岁前是儿童口语发展的关键期，可在婴儿出生后就给予适当语言刺激，1岁后要多与儿童交谈，鼓励儿童说话。通过听故事，讲故事以及各种活动，培养幼儿语言表达的能力。

（3）自我控制能力的培养：儿童在18~24个月会显示遵从照顾者命令，然在2岁后又会因独立性和自主精神，而显现出反抗行为。但照顾者若与儿童有良好关系，适当回应幼儿的需求，又能设定成熟行为的合理期待，则会促进幼儿承诺式顺从。可再参考第六章"观察孩子的需求，适度回应"。

（4）游戏：安排适当的游戏，协助儿童于游戏中获得身心与社会性发展。

（5）建立良好生活习惯：安排生活作息与身教，培养儿童有规律的生活习惯。

3．学前期（3~6岁）

（1）性别角色认同：3岁幼儿已经知道自己的性别，随着发展，会了解性别无法改变，也逐渐表现出不同性别角色的行为。父母与朋辈等行为会影响其性别角色认同。

（2）建立正确道德：道德可定义为分辨对错、道德情感、与执行道德行为。5岁以后儿童才会进入他律性道德，发展出对规则的尊重。父母与朋辈等行为会影响其道德概念、情感与行为。

（3）自尊：自尊为幼儿的自我评价，与早期依附行为的类别有关，于5岁前已初步建立。温暖且支持性的教养会促进高自尊。

（4）团体游戏：由团体游戏可增进幼儿的社会性发展。

（5）逐渐脱离自我中心：在4岁前，幼儿对外界概念常以自我为中心，难以了解他人的观点。然在经验的累积下，儿童终于可注意事物存在多面向，而逐渐脱离自我中心主义。

（廖华芳）

二　学前儿童的发展

（一）认知能力发展

1．认知能力是什么

认知能力的发展，指的是孩子认识事物、了解因果及预测推理的能力形成，包括通过感官观察与环境探索知晓物体大小、颜色、形状、多寡、远近、高低、软硬、味道等特征的变化，逐渐增长常识，理解空间、时间、数量、因果关系等，并学习符号文字等概念。透过观察模仿或引导教育的过程，孩子得以积累记忆与学习。通过观察形成概念—逻辑推理与问题解决能力的基础（图3-2）。

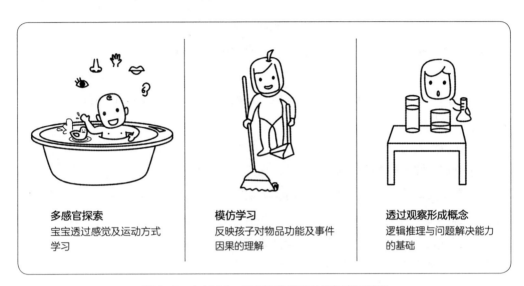

多感官探索
宝宝透过感觉及运动方式学习

模仿学习
反映孩子对物品功能及事件因果的理解

透过观察形成概念
逻辑推理与问题解决能力的基础

图3-2　由小到大，不同年龄阶段的认知发展特征

2．认知发展的次序

以下简介学龄前儿童认知能力发展的次序。此次序为了解认知能力发展的参考，并非绝对，有疑问，仍应与相关专家讨论。

（1）1岁前

1）视线能追随移动的物体，如妈妈走动泡牛奶时，孩子的眼睛会跟着来回看；

2）听到熟悉的音乐童谣会特别注意或高兴；

3）会模仿大人脸部动作，例如张大嘴巴或伸出舌头；

4）会学别人的动作或姿态，如举起双手摸头；

5）对简短的口令会做出反应，如拍拍手、挥挥手；

6）探索新环境时会回头注意大人表情的变化；

7）会认得人，且有亲疏分别，遇陌生人会哭或盯着看；

8）通过感觉及运动的方式来学习，如四处爬、拿到东西总喜欢先放进嘴巴、把小东西放进罐子内再摇出来。

（2）1~2岁

1）学大人的话或动作，如拿扫把扫地；

2）能说或指出图画书中的一些东西，如球球、鸭鸭；

3）听到指令后可正确行动，例如把尿布丢进垃圾桶；

4）能够把两个相似的东西配对放在一起，如把自己的鞋子放在大人的鞋子旁边；

5）听懂日常活动中简单的指示，如手不要放嘴巴里；

6）知道"你"和"我"的差别，例如孩子已经会指鼻子后，妈妈改问"你的鼻子"或"我的鼻子"，孩子能够听口令正确指到妈妈或自己的鼻子；

7）注意力持续时间仍非常有限，例如不断翻找拿出东西，但到手后每样都玩不久，一直换；

8）可以从自行探索的过程中学到经验，如被抽屉夹手后学会关时要赶快放手。

（3）2~3岁

1）能听懂并遵循简单两步骤指令，如"手脏脏去洗、擦干"；

2）会自己挑出喜欢的图画书，并可说出许多图片上的内容；

3）有意义地使用含有配对关联的东西，如肚子饿时自己去拿空碗和汤匙；想出门玩会先找鞋子穿；

4）会玩大小依序套叠的玩具，如套杯或套环；

5）能认出镜子中的自己，说出自己的名字或昵称；

6）学大人的动作并简短说出在做什么，如一边学大人打喷嚏一边说"爷爷哈啾"；

7）注意力持续时间仍有限，例如可坐下来叠积木或听一下故事，但每件事都做不久；

8）透过自行探索或大人引导来学习，例如学穿鞋子；

9）开始对熟悉物品的功能有概念，如把钥匙拿给大人说"开门"；

10）对一部分与全部的差别有概念，如听懂1个或会说"通通都给我"。

（4）3~4岁

1）问他时可指对六种颜色；

2）想寻求解答时会主动问"这什么？""为什么？"或"怎么用/玩？"；

3）会回答自己的年龄；

4）会回答自己的完整姓名；

5）刻意将同型的玩具，如小汽车或积木依大小排成一列；

6）对于物品功能、分类及量的概念理解逐渐增加，例如可指出哪个大或哪个多；

7）涂鸦并一边说出自己在画什么，虽然不见得画的像；

8）稍微知道过去或现在在时间上的差别，例如会说"我刚刚出去玩""我昨天坐高铁"；

9）注意力持续时间不长、容易分心，如一本故事书还没念完就跑掉

10）透过观察模仿大人或由大人指导的方式学习，如学习自己用香皂洗手后冲干净。

（5）4～5岁

1）可自己指并说对4～6种颜色；

2）喜欢自创新词，例如将放小熊拼图的盒子叫作"熊盒"；

3）会玩音韵、说些押韵的字词，如乌龟、钢盔、小狗、不追，跑跑、跳跳、一起、尿尿；

4）能将物品图片依相似性分开配对，例如将印有猫咪、火车、小狗、飞机、船等五张卡片分成两边：猫咪、小狗与火车、飞机、船；

5）一边画图一边说自己在画什么，说的和画的已经看起来比较像；

6）画人：可看出2～6个尚可辨识的部位，如头、身体、手或脚；

7）学大人数东西，至少5个；

8）知道自己居住的城镇和街道名，例如会说"我住台北泰顺街"；

9）注意力持续时间增长，但仍容易分心，例如幼儿园上课中听到狗吠，会立刻站起来寻找窗外的小狗；

10）对于功能、时间及部分或全部等概念的理解持续增加，例如会说"昨天妈妈和我去便利店，买了一瓶洗澡要用的沐浴乳"；

11）时间概念已经扩展到上周、昨天、今天、明天等差别，但用词不见得能完全正确；

12）透过自行探索、观察或听大人解说等方式学习，例如操作贩卖机，学会投币、按键、拿饮料的步骤。

（6）5～6岁

1）数东西可达10个；

2）可念数字1～9及简单文字，如一、大、中、小；

3）会用某种特征分类物品，例如"住在水里的动物"，孩子会把符合条件的动物卡片全都找出来；

4）听过的故事书内容可以自己再说一次且表述大致合理，例如三只小猪的故事，"森林里有猪大哥、猪二哥……最小的猪弟弟盖一个很'硬'的房子，不怕大野狼了"；

5）知道时钟指针位置与日常作息的关联，例如会说"早上八点妈妈要上班，晚上短针到九就要去睡觉"；

6）开始可以正确使用昨天、明天等词，时间概念扩展到可理解重要事件与未来时间点的关系，如"放寒假爸爸会先带我去迪士尼乐园，等过年再回爷爷、奶奶家"；

7）刻意且有目标性地操作教具，如：自己找出纸笔画图，再拿胶水把图贴在公布栏；

8）注意力持续度明显增加，做有兴趣的事时可以忽略无关的干扰，例如画图时可以不理会妹妹在一旁玩所发出的声音；

9）除了事物功能的概念增加外，也能理解事情发生的原因，如"水壶在滴水，因为瓶盖没拧紧"；

10）可以透过大人口语指导的方式来学习，例如可听懂"数数看，把数字和点点图配对，画线连在一起"；

11）对事件发生的可能性或情境的真实性仍可能混淆，如天真地相信只要系上神奇披风就可以像超人一样在天上飞；看到电影变形金刚，以为真有超厉害会变身会飞的变形车。

（张丽满）

（二）社会情绪发展

1．什么是社会情绪发展

社会情绪发展，指的是儿童建立人与人关系的历程，包括：认识身边他人、对与人互动感兴趣、与照顾者分开有安全感而不过度依赖、学习自主独立、加入朋辈团体、维持人际关系、学习情绪表达与控制、认识性别角色、遵循规则与社会规范等，也是从个体与家庭拓展到社区、学校及大社会的适应进程。

2．社会情绪发展的次序

以下简介儿童社会情绪发展的次序。此次序为了解社会情绪发展的参考，并非绝对，如有疑问，仍应与相关专家讨论。

（1）1岁前

1）自发主动地对人笑，被呵护安抚时表现出恬静愉悦；

2）会发出声音吸引大人注意，有视线接触，会伸手讨东西；

3）大人跟他说话时会盯着看，当大人转头指别的方向时他也会跟着转过去看；

4）听到自己的名字会注意，例如会抬头看人、高兴回笑或晃动肢体、直接举手回应；

5）面对熟悉的人或陌生人会有不同的反应，例如遇熟人会主动伸手要人抱，遇陌生人会转头缩回照顾者身上；

6）听懂"不可以"，例如会缩手、暂停下来、看着人、瘪嘴、哭；

7）喜欢学其他人的动作，例如大人鼓励时孩子也会跟着一起拍拍手。

（2）1～2岁

1）可以短时间自己玩、探索环境、自己找乐趣；

2）可以认出镜子里或照片、影片中的自己；

3）会以自己的名字或昵称自称，例如妈妈问谁要喝奶，孩子答"佑佑"；

4）游戏中会模仿大人的行为，例如妈妈往前丢球，孩子看了也跟着丢；

5）愿意帮忙做事情，如将尿布、糖果纸丢进垃圾桶；

6）会指着东西或书上的图片，要大人告诉他那是什么；

7）会对着人叫"妈妈""爸爸"，大人有回应时会很高兴。

（3）2～3岁

1）喜欢有同伴，在有其他小孩的地方玩；

2）喜欢看别的孩子怎么玩，可能只是在旁边看，有时跟在后面跑来跑去，不懂玩法也会参与；

3）会保护自己的东西，如奶嘴、玩具、推车，不随便给别人用或拿走；

4）开始玩扮过家家，例如拿汤匙喂熊熊吃；

5）象征性地使用物品，例如拿个长积木贴近脸颊当作电话，叽里咕噜假装说话；

6）可以加入简单的团体活动，例如与其他孩子站一排，等大人说"预备起"之后才开始，也学习排队轮流（图3-3）；

7）知道有男生女生的差别，例如会回答自己是女生，指弟弟说他是男生。

（4）3～4岁

1）加入其他孩子的游戏中，开始有互动，例如：当捡球员，等哥哥踢球后再跑去把球抱回来给哥哥；

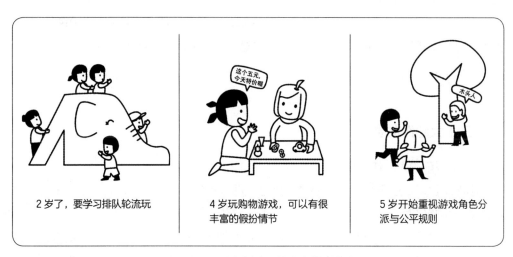

| 2岁了，要学习排队轮流玩 | 4岁玩购物游戏，可以有很丰富的假扮情节 | 5岁开始重视游戏角色分派与公平规则 |

图3-3 不同年龄阶段的社会游戏特征

2）愿意分享玩具，指导下会与人轮流玩；

3）游戏中与同伴冲突时，仍会本能性地动手防卫或攻击，例如玩具被抢时会用力抢回来；被打时可能会哭，也可能直接抓住对方的手臂咬一口；

4）开始玩有角色及情境的游戏，可以演出来，例如自己当妈妈，帮熊宝宝洗屁股、换尿布、穿衣服，或假装自己是老师，念故事书给妹妹听。

（5）4～5岁

1）可以与其他孩子在一起玩且互动更多；

2）游戏中与同伴冲突时，会找大人协助，例如有人抢玩具或打人时，会大声向老师告状；

3）情境扮演的游戏已经可以演得很真，注意到细节、时间与空间关联，例如假装在超市购物，先将不同物品放入推车，走到桌子（收银台）付钱找钱，东西放进购物袋后提回家（沙发），假装坐着吃光，再去买（图3-3）；

4）喜欢扮演不同角色且可以做些不同的装扮，例如小女生喜欢学妈妈化妆、穿裙子或高跟鞋；小男生手臂套上纸筒、拿着长棍，当铁甲战士；

5）有兴趣探索性别差异。

（6）5～6岁

1）会选择朋友，例如在幼儿园会主动找特定小朋友玩，会说谁是好朋友；

2）玩些简单的桌上游戏，例如拿游戏王卡比点数输赢；

3）玩竞争性的游戏，例如各拿一个桶子，比赛看谁的桶子先装满沙子；

4）加入需要与其他孩子合作的游戏，包含一起制定出公平的游戏规则及角色分派，例如想玩的人分组，由队长派人轮流出去猜拳比输赢，输的人被对方抓走，最后人最多的那组就是赢家（图3-3）；

5）游戏中与同伴发生冲突时，会诉诸规则，甚至运用朋友间影响力，例如有人被抓到却总是不承认时，可能会有人提议说："他一直犯规，大家都不要跟他玩了，退出、退出、退出。"

（张丽满）

（三）大动作发展

1. 1岁前的大动作发展

小咪1岁多，还不会爬，牵手也不会走，妈妈非常担心，一直询问一般儿童约多大可以爬，小咪何时会自己走？

爸爸在弟弟3个月大时，就发现他左右手动作明显不对称，左手很少有动作，两只手也不会碰在一起，也不喜欢被摆成趴着的姿势，更不用说趴着维持抬头的姿势。

上述是大多数父母容易观察到并提出的幼儿动作问题，维持抗重力的姿势、移动的能力以及对称的动作等。儿童动作能力发展和未来功能独立、参与生活事件、建立自我效能、趣味与健康有相当密切关联，值得父母了解。

人类动作可以按许多方法分类，比较简单且常用的分类方法是：大肌肉群动作和小肌肉群动作。前者是这里所称的大动作，后者是精细动作，精细动作将在后续章节介绍。大动作指的是由身体的大肌肉和大肌肉群所产生的动作，如由神经控制躯干，下肢和上肢近端大肌肉群产生的大动作，包括头部和躯干的维持和转动、爬、走路、跑跳以及丢接物品等。

动作的发展通常是由大动作开始。经由头部和躯干的稳定性，使精细动作逐步发展出来。然而不管是大动作或精细动作，能不能发展良好，除了身体（神经肌肉骨骼系统）的成熟外，环境的支持和经验的丰富度也很重要。不要让幼儿整天躺在床上，要让他在不同场地（如家中各个房间、幼儿园、户外游乐场）进行各种活动，并鼓励他主动去尝试。适合幼儿兴趣和能力的环境互动机会，除了提高孩子体适能和动作技巧外，专注和成功的投入经验，将让孩子有更多主动的行动，是孩子的动作以及未来各方面发展的基石。

学者指出影响孩子独立行走的三个因素是姿势控制、肌肉力量和动机。姿势控制除了脑部神经系统的成熟外，也和有没有机会在直立的姿势下练习控制身体平衡且成功的经验有关。肌肉力量更是抗重力姿势得以反复练习肌肉收缩才得以发展。早期改变姿势和移动得以探索环境，体验掌控环境的成就感和愉悦感是儿童行走动机的来源。因此，父母在婴幼儿行走前要注意这三个要素的引导。

在幼儿独立行走前，通常医护人员会在孩子趴姿（俯卧）、仰卧姿（平躺）、坐姿以及站姿下观察和测量大动作发展（图3-4）。婴幼儿早期的大动作发展受身体成熟的影响，各姿势的动作表现应该差不多，但对于某些发展障碍儿童，可能因为某些姿势动作控制比较困难，所以孩子抗拒被摆放在那些姿势，久而久之，那些姿势抗重力的大肌肉会相对无力，动作控制会较差。因此，早期干预人员会根据孩子的需求，建议使用所需的辅助器具，教导父母协助孩子适应不同的摆位姿势，让孩子的大动作发展以及其他功能都会比较良好。辅具的选择与使用，可再参考第六章"辅助器具的应用"与"如何让孩子行动的更好"。

经验和环境会影响孩子的大动作发展已得到证实，比如说妈妈牵着孩子的手走路或是有机会在家里的家具间走动的孩子，会比没有这些经验的孩子要更快会独立行走。6~10个月大的幼儿，醒着时被放在趴姿的时间愈久，愈会比较快会爬。因此，在不妨碍孩子肌肉骨骼发育前提下，让幼儿有机会发展出在各个姿势下的动作技巧是很重要的。简介行走前各姿势的大动作发展次序（表3-1）。此次序为了解幼儿大动作发展的参考，并非绝对，有疑问，仍应与相关专家讨论。

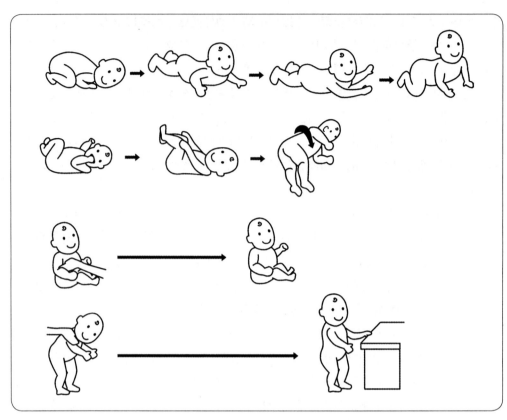

图 3-4 在趴姿、仰卧姿、坐姿和站姿下看 1 岁前的大动作发展

表 3-1 1 岁以下婴儿于各姿势下之大动作发展次序

	俯卧	仰卧	坐	站
出生	• 头偏向一侧，臀部高，膝弯于腹部下	• 不对称姿势 • 四肢自发性动作	• 抱着时头部前弯，躯干弯曲	• 扶着腋下时双脚不承重 • 反射性跨步
3~6个月	• 抬头并维持于 90 度 • 前臂支撑体重而使胸部离地	• 头习惯保持在中间，对称姿势 • 下肢有交替踢直动作、两手在胸前互碰	• 仰卧拉至坐时头与身体保持一直线	• 扶着腋下时双脚稍承重
6~9个月	• 双手承重 • 翻身 • 肚子贴地原地转 • 肚子贴地向前爬	• 头能抬离地面 • 用手抓自己的脚玩	• 支持性坐，躯干直立 • 用手撑可独坐	• 双脚完全承重 • 扶着腋下走
9~12个月	• 维持在四足爬姿势 • 兔跃方式爬 • 用双手双膝交替爬		• 自己能从躺到坐 • 独坐且两手进行活动 10 分钟而不跌倒	• 手扶物体站 • 被牵双手步行 • 扶着家具侧行

（廖华芳）

2. 1~6岁的大动作发展

小明三岁多，到幼儿园上课，老师发现上舞蹈课或和同学一起玩球时，他老是接不到球或跟不上节拍，因此建议妈妈带小明去接受进一步动作发展检查。到儿童会走路以后，参与到群体活动，会有哪些大动作需要发展呢？

想象你有一个好朋友，他的孩子一岁多时，你去拜访他，发现小朋友虽然可以走几步，但不稳，第二、第三年再去看他时，他除了会跑之外，会随着电视跳舞，还会要求你和他玩球，他是如何发展出这些动作技巧的呢？

本章节要带领大家了解1~6岁的大动作发展。以下为1岁以上儿童之大动作发展次序（表3-2），供父母参考。这个次序可以做为了解幼儿大动作发展的参考，并非绝对，有疑问，还是要与相关专家讨论。

表3-2　1岁以上儿童之大动作发展次序

	站立、平衡	走、跑、上下楼	跳	丢接物
12~15个月	● 独站	● 牵单手向前走 ● 独走 ● 扶物上楼梯 ● 扶物走下楼梯		● 在坐姿接住或推出滚球 ● 站着往前丢球
18~20个月	● 单脚站，一手由大人扶着 ● 脚跟并拢站立 ● 踢球 ● 站时能弯腰捡东西不跌倒 ● 蹲着玩并能不扶物体站起来	● 自己开始走、停、转弯不跌倒 ● 拉着玩具（如汽车）向前向后走	● 原地跳跃 ● 立定双脚向前跳	● 过肩向前丢小球
24个月	● 能睁开眼，手叉腰单脚站1秒	● 用脚尖走3~4步 ● 不扶物两脚一阶上楼梯 ● 跑步	● 从楼梯最低一阶双脚跳下 ● 立定双脚向后跳	
30个月	● 单脚站1~2秒 ● 脚跟脚趾相接向前走直线 ● 用脚后跟走几步	● 用脚后跟走几步 ● 不扶物两脚一阶下楼梯 ● 不扶物一脚一阶上楼梯		● 可站着接球
36个月	● 用脚尖走 ● 以脚跟－脚趾相接向后走直线	● 走路时双手摆动 ● 避开障碍物跑，转弯自如	● 跳高 ● 单脚跳1~2下（图3-5）	● 用手掌及胸部接球
42个月	● 闭眼单脚站1秒	● 用脚尖走直线	● 立定跳远约0.35~0.89米远 ● 跑步跳远	● 用对侧手动作踢球
48~72个月	● 脚跟脚尖相接向前走直线 ● 脚跟脚尖相接向后走直线 ● 睁眼单脚站10秒 ● 走平衡木	● 可以在户外行走 ● 拿易碎物行走 ● 跑步时可自由控制速度和方向 ● 折返跑步 ● 有滑步的动作 ● 有跑跳步交换跳	● 原地单脚跳10次 ● 单脚跳连续向前2米 ● 从约0.81米高处跳下	● 单手过肩丢球约0.25米远 ● 用手反弹球 ● 拍接弹跳网球

如同1岁前的动作发展，1岁后儿童的动作表现更是由个体（儿童本身身心能力）、任务及环境三个因素共同作用造成的。以上下楼梯这个动作发展来说，如果环境没有阶梯这样的物理因素存在，上下楼梯的练习机会就不存在。如果孩子的生活场所中没有上下阶梯这个任务的必要性，如家住楼下，进出家门不需要完成上下楼梯任务，或没有享受到居高临下的种种乐趣，他就没有机会或动机练习上下楼梯，因此无法发展出上下楼梯的动作能力（图3-5）。

对于身心障碍儿童，基本动作能力固然重要，但通过上述三个因素的分析，让孩子得以快乐参与活动，更为重要。例如，孩子的行走平衡有损伤，还无法独立上下阶梯时，独立上下楼梯来参与想要的生活活动任务，也可以由环境支持来完成，如在楼梯加扶手、使用升降梯、使用行走辅具、使用适合电动轮椅移动的斜坡或有他人在旁协助。辅具的选用与使用，可再参考第六章"辅助器具的应用"与"如何让孩子行动的更好"。球类游戏也是一样，可以调整任务与环境，如改变游戏规则、球的大小以及辅助器具的提供等，让孩子可以享受和朋友或家人游戏的美好。

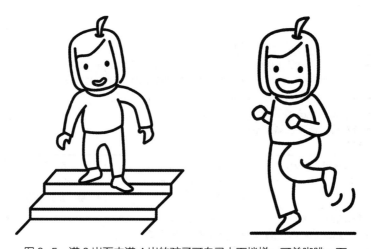

图3-5　满3岁至未满4岁的孩子可自己上下楼梯，可单脚跳一下

根据研究显示，改变了孩子活动参与的频率和多样性，也会改善孩子的身体功能，如平衡、肌肉力量、动作协调度。比如说，经由调整，他若常常和他人玩适应性球类活动，他对丢接球的动作灵巧度就可以改善；当他常常拿着助行器到处行走，下肢肌肉力量和心肺耐力以及对不同的地面的适应性平衡反应功能也会得到改善。此外，除基本动作能力外，幼儿几个重要动作经验，如跟随动作指令、由身体动作中表现创意、感受及表达节拍、与别人一起随着节拍做动作，也都是融入幼儿园或学校活动很重要的动作经验。

（廖华芳）

（四）精细动作发展

1. 精细动作就是手操作能力

人与其他动物的最大差别，是拥有独立的五根手指以及大拇指的对掌动作，配合大脑的灵活运作，得以创造人类独特的行为与文明。精细动作指的是伸手取物以及利用手指与手掌做出抓握、放开操作物体的动作表现。精细动作发展从新生儿时期开始可以反射性地握紧放在手中的摇铃，一直持续发展到上小学前已经能拿筷子与握笔写字。虽然每个孩子发展的快慢不尽相同，后天的经验也会影响动作发展的时程与纯熟度，但一般儿童的精细动作里程碑大多遵循一定的次序与进度陆续出现。因此，在日常生活里观察孩子的手操作能力是否符合同年龄儿童的进度，就可以早期知道孩子的发展是否有异状。

2. 精细动作发展的次序

以下依年龄顺序提供0~6岁儿童一般的精细动作发展：

（1）0~1岁

出生后第一年是精细动作快速发展的时期，各种手的动作技巧陆续出现，由较原始与初级的动作形态，逐渐发展成有功能目的、愈来愈灵巧的动作。

2个月大宝宝的视知觉发展以及对外界环境的反应愈来愈好，能有意图地握住被放在手掌上的物体，甚至可以握着玩具做简单旋转或摇晃的动作。3个月大的宝宝能把双手伸到身体前面互碰或玩手，也开始伸出手臂拿前方的物体，或摇晃或放进嘴里。

4个月大左右的宝宝不仅可以伸手握住玩具，还会快速重复抓捏让玩具发出声音，旋转或摇晃玩具的动作也更熟练，这时候的动作都还是用手掌来抓握物体。

4到6个月大的宝宝可以双手各握住一个玩具，逐渐学习到可以同时控制两件物品，也会用双手共同握住一个物体，例如球、奶瓶。

5到7个月大的宝宝会把玩具从一手换到另一手，这时双手的协调性愈来愈好，逐渐学会可以一手握住玩具，用另一手去拍打或者操弄玩具。

至6~8个月大时，宝宝已经会双手各握一个玩具互敲，觉得把两样物品互相靠近碰撞是有趣的游戏，也愈来愈多同时用双手一起拿玩具了。此外，这时的手指灵巧度也愈来愈好，开始能用手指像爪子般把小东西耙进手掌里，也出现拇指对掌的动作，能用大拇指与其余四指握住玩具而不需碰到手掌心。

7~9个月大时，宝宝会有撕、弯曲、挤压、将东西拔起等玩法，能用大拇指及食指侧抓取小东西。这期间的认知发展愈来愈好，渐渐会用双手操作进行有目标的玩法，例如拍打或按压玩具。

9~12个月大宝宝开始具备容器概念，会把物品从桶里拿出来，之后也可以把物品放到桶子里或大人手上。可以用大拇指及食指指掌取物（图3-6），也可以开始用手掌握笔。

（2）1岁以后

12～15个月大的孩子开始能够一页一页翻硬皮书，不再一次翻好多页，也可以叠高两个小积木，打开盒盖去找里面的东西，握笔涂鸦等。

16～23个月大的孩子视动协调能力以及手部动作控制愈来愈好，能叠高三个小积木并渐进增加到六个积木以上，也可以成功把圆形积木放入圆形桶里。

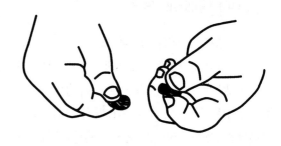

图3-6　左侧图为拇指及食指侧拿葡萄干，右侧图为大拇指及食指掌拿葡萄干

儿童在16～20个月期间能模仿画出直线，之后还可以模仿画横线，2岁以后可以模仿画圆形。

14～18个月的儿童开始试着自己拿汤匙吃饭，一开始还容易把食物洒出，随着练习技巧愈来愈纯熟，2岁时应该可以自己用汤匙吃完一餐。

2～3岁期间，儿童开始可以一页一页翻薄页书了，能模仿做出折纸的动作但还无法对齐折好，能把小珠子串进绳内，能叠高8个以上的小积木，甚至模仿用积木叠出火车等简单模型。

3～4岁手操作能力愈来愈好，开始可以使用工具，不仅能用剪刀沿着直线剪开纸张，也会用筷子了。若儿童进入幼儿园，课程中常有画画、使用剪刀等活动，可以提供大量练习的机会，精进他们的精细动作能力。2岁后孩子的惯用手会逐渐明显，愈来愈多使用惯用手来操作物体，多数孩子在4岁前会有明确的惯用手。

4～5岁期间，儿童已经能成功地将纸对齐折成一半，也会用剪刀沿着曲线剪纸。这时候，孩子在穿衣服时已经会自己处理纽扣，也可以很好地使用筷子吃饭。

5～6岁儿童的精细动作控制以及空间概念都愈来愈成熟，能仿画更复杂的几何图形，例如菱形以及笔画简单的英文字母，也可以用积木盖房子、金字塔等复杂的模型。

儿童大约1岁前开始可以握笔涂鸦，握笔形态的发展如图（图3-7）。儿童在1～2岁时是使用后旋的掌面握笔（图3-7-1），为握拳状的方式，画画时主要由肩关节动作完成。2～3岁儿童握笔姿势为手指握笔，由手指及大拇指握住笔，手臂呈前旋姿势（图3-7-2）。3岁以上儿童使用静态式三指握笔，由大拇指与二、三指握住笔的前端（图3-7-3），画画时除了肩关节也加入腕关节的动作。4岁以上儿童为动态式三指握笔，由大拇指、食指及中指握住笔，无名指与小指弯着稳住铅笔（图3-7-4），由掌指与指间关节来控制画画的动作。握笔姿势的发展会受到后天经验的影响，有人可能一直未发展出最后的动态式三指握笔方式。

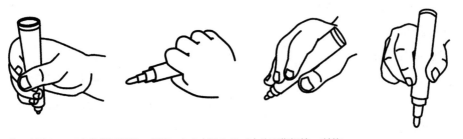

左1（图3-7-1）为掌面握笔－后旋，左2（图3-7-2）为手指握笔－前旋；
左3（图3-7-3）为静态式三指握笔，左4（图3-7-4）为动态式三指握笔。

图3-7　握笔形态的发展

儿童精细动作能力发展与视知觉功能、大动作、认知功能等各项领域发展有着高度相关性，且互相影响。孩子需要有良好的粗大动作能力为基础，例如有头与躯干、上臂与前臂的稳定性，手才得以良好的操作。手部的肌力、肌耐力、灵巧度以及视动协调能力都会影响孩子的操作物体的能力，特别是握笔写字、使用筷子、剪刀等较复杂的任务。儿童的认知发展也会促进手的使用，进而使精细动作能力随之进步。此外，适当的活动经验与动作学习对于儿童的各项精细动作能力的获得与精进更是不可或缺的必要条件。儿童的精细动作技巧不仅会影响其日常生活的功能，包括玩玩具与生活自理，甚至影响会扩及学龄后的读写能力与学业表现。家长在孩子发展的各阶段应该提供安全而适切的玩具或物品，带着孩子操作，适时地给予引导，鼓励孩子探索增加其动机，对于儿童的精细动作发展能有促进的功效。

（陈佳琳、陈丽秋）

（五）语言能力发展

"医生，我的小宝贝两岁了，都还不会讲话，怎么办？""都已经三岁了，还只会叫爸爸、妈妈""我的孩子都听得懂，就是不开口讲话"……这是经常听到爸妈们焦急的询问。那么，到底儿童要几岁才会开口说话？三岁的小孩要会说出多少个字，才算正常？因为语言是开启智慧的钥匙，因此，爸妈特别在意孩子什么时候会开始说话。语言发展确实有一定的里程碑，但是，每位孩子的语言发展时程不一定都一样，怎样的发展才算是正常。

1. 幼儿先听懂再会说

想想我们小时候学说话的过程，是先学会说话还是先听懂大人说话，我想大家的答案应该是后者，所以我们的孩子也是如此。以下我们从婴幼儿的发声准备期及语言理解和语言表达来一一介绍。想让孩子沟通的更好与说得更好，可进一步参考本书的第六章"如何让孩子说得更好""如何让孩子沟通得更好"。

2．婴幼儿发声的阶段

（1）啼哭阶段

婴儿一出生主要的沟通方式仅限于啼哭或类似发声，哭声也是呼吸发声循环的一部分，通常每秒重复一次。其实爸爸妈妈都可以从自己孩子啼哭的声音来判断孩子的健康状况和他的需求。

1）通常可从婴儿哭声的大小及强弱判断婴儿的呼吸及咽喉部发展的成熟度。

2）婴儿的哭声会随着需求的不同所改变。肚子饿的哭声或想要妈妈抱抱的撒娇声，他会利用声带喉部的控制发展出声音的升频或降频来表达。

（2）咕咕之声

孩子满1个月后除了啼哭之外的其他发声开始出现。

1）发声方式较啼哭种类繁多，且是运用发声器官发声的，如：唇、舌、口等，发出一连串的声音，但仍属于发声练习，有时会不凑巧发出"妈妈"，但还不能算有意义的字词。

2）会发出类似后元音或圆唇音的咕咕声，如很多音与"a""o""u"很接近。

3）由啼哭发展至咕咕声，孩子会经历一个由真哭到假哭的过度阶段，开始学会模仿哭声，假装在哭。

3．语言理解及表达能力发展

（1）0~3个月

此时期对声音的敏锐度是学习语言的重要基础，孩子会练习发出声音。开始对声音有警觉，当有声源接近时孩子会停止活动，并将头转向声音发出的方向。

1）当听到熟悉的声音，如妈妈的声音，孩子会安静下来。

2）会发出一些类似韵母的声音；如"阿""咿""呜"。

3）会控制声音的语调及音量。

（2）3~6个月

孩子开始对声音的情绪有感觉，会利用唇齿舌头的碰撞发出更多声音。

1）对他用生气或愉悦的口吻说话时孩子有感觉，也会有反应。

2）听到大人叫自己名字或小名时，如"弟弟"或"小宝"，会有反应或转头寻找。

3）会尝试发出各种类似子音的声音，开始想用说话表达需求，但大人往往还是听不懂。

（3）6~9个月

开始出现有更多沟通的意图。

1）开始会有表示"不要"的动作，如挥手。

2）会与人玩有关"躲猫猫"的游戏。

（4）9~12个月

能听懂更多大人的指令，此时期有的孩子已经会叫"妈妈"。

1）对简单的指令会有所反应，如过来、抱抱。

2）能明确用点头、摇头表示"要"或"不要"。

3）听到大人说"不可以"时，会停止动作，明确知道"不可以"的意思。

4）能使用一些惯有的手势及简单的发音来表达需求。

（5）12~18个月

能听懂更多大人说话的内容，开始说更多的词汇。

1）能听懂别人谈话中夹杂于谈话内容中的单字所代表的意义。

2）喜欢玩声音嬉戏，如小狗汪汪汪、小猫喵喵喵、汽车叭叭叭。

3）能说出常见的人物或物品名称，如妈妈、奶瓶。

（6）18~24个月

1）能认识并记住更多的日常物品，开始会用说话表达自己的需求及目的（图3-8），主要照顾者已能听懂其表达内容的50%。

2）能记住一些物品名称，可以不看物品也会知道所说的东西，如常吃的糖果。

3）能听懂一些双单字结合而成的言辞，如过来坐下。

4）能说10~15个有意义的字词，如"妈妈""爸爸""奶奶""抱抱""鞋鞋""杯杯""狗狗""要""不要"等。

（7）24~36个月

孩子可以用说话明确表达需求及情绪，大人大约可以听懂75%。

1）能用完整句表达需求，如我要吃糖果、我要去麦当劳。

2）能完整描述物品的功能，如我要用汤匙喝汤。

3）能听得懂一些含介词的指令，如把鞋子脱在外面。

4）喜欢问问题，如爸爸去哪里？你在做什么？

5）能和大人或同伴简短的对话交谈。

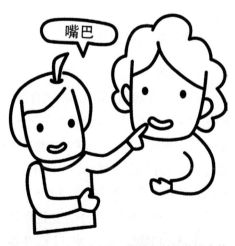

图3-8　18~24个月：能认识并记住更多的日常物品，开始会用说话表达自己

（8）3～4岁

此阶段的孩子已经可以听懂1200个字词以上，会使用复杂句型表达。

1）喜欢问问题。

2）有时间概念，了解今天、昨天、明天。

3）能用含时间和副词的复杂句清楚表达需求，如我明天要和爸爸去麦当劳吃薯条和可乐。

4）能静静听故事约10～15分钟，并听懂简单情节的故事。

5）此阶段孩子大部分构音均可正确发出来。

（9）4～5岁

可以听懂约2500个字词至2800个字词。

1）能用完整的句子看图说故事。

2）能正确使用代名词，如你、我、他、我们、他们。

3）能用类比词汇表达，如他的苹果比较大，我的苹果比较小。

（10）5～7岁

构音发展成熟，发音准确。能使用完整的复杂句与他人沟通讨论。

1）发音准确，句子结构与选择词汇的能力增强，聆听与记忆能力都很好。

2）能重述故事，而且更有连贯性和次序感，能详尽说明自己的经验。

3）能参与团体的讨论，会轮流交谈，并与大家讨论相关的题目。

4）了解更多抽象词汇，如对比词（空／满、伤心／快乐）、同义词（大的巨／大的伤心／不愉快）、相关词（面包／烤面包机、铁锤／铁钉）。

（陈美慧）

（六）生活自理发展

1. 饮食

吃东西的功能包括手部拿取食物或餐具，将食物送入口中以及咀嚼、吞咽等动作的组合。新生儿的吸吮及吞咽是属于反射性动作，因此只能以奶瓶吸食液状的食物。2～3个月时吸吮及吞咽反射逐渐被整合，幼儿就开始可以用汤匙喂食。4～6个月时可以用汤匙吃半固体的副食品，也开始出现舌头的转动与咬合动作。4～6个月左右，可以抿入汤匙内的食物并有下颚上下咬合动作，开始可以用汤匙喂食软性半固体的食物。此外，从以杯子被喂食，会逐渐进步到自己拿杯子喝水（1岁半），再到自己倒水喝。

用汤匙自我进食约1岁开始，早期孩子的眼手协调不好，食物会掉落，可在环境、食具与食材方面略作准备，好让孩子有持续练习的动机（图3-9），约在2岁时便可有不错的汤匙使用能力。此外，孩子也逐渐发展出用吸管（1～2岁）、用叉子（1～2岁）、用筷子（3~5岁）的能力。约在5岁以后，儿童就可与家人在餐桌旁一起，自行吃一般的食物了，不用再帮他剪碎或搅烂。

儿童进食活动的行为与出现年龄，通常会依如下发展，家长可参考此里程，以引导儿童独立进食。

（1）3~6个月龄

1）见喂食会开口。

2）从汤匙吃半固体食物。

3）自己扶奶瓶吸奶。

4）自己拿饼干吃。

5）从杯子喝水。

（2）1~2岁

1）拿杯子喝水。

2）可吃一般食物。

3）自拿汤匙吃，食物会掉落。

4）学会吸管吸饮料。

（3）2~3岁

1）用叉子吃东西。

2）不流口水。

3）用汤匙吃东西，食物不掉落。

4）会从小水壶倒水进杯子。

（4）3~4岁

1）会使用筷子。

2）会自己吃饭。

（5）4~5岁

1）会摆餐具。

2）会自己盛汤。

（6）5~6岁

1）会打开饮料纸盒。

2）能端餐盘。

（7）"用汤匙吃"可分成小步骤

如同其他生活自理技能，独立完成进食任务，需要能进行一连串的步骤。步骤可大可小，以下以重度肢体障碍儿童"自己用汤匙舀碗中食物吃"最小的步骤为例。当孩子

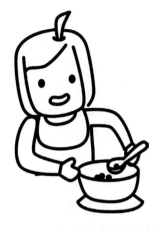

图3-9　在环境、餐具与食材方面略作准备，让孩子有动机练习自我进食，并且因自己吃，吃到她喜欢吃的东西，就会让她越来越想自己吃

已有适当的辅具协助他维持在稳定坐姿，坐在餐桌前，并且提供适当的餐具给他，这些小步骤可依序进行如下：

1）确定食物的方向，并看着它。

2）看着汤匙。

3）伸出手要拿汤匙。

4）手碰汤匙。

5）手抓汤匙。

6）举起汤匙。

7）拿着汤匙移动到碗处。

8）将汤匙放入碗中，对准食物调整汤匙方向。

9）能舀起食物来。

10）举起内有食物的汤匙。

11）将汤匙送到嘴。

12）张开嘴。

13）将汤匙放入口中。

14）用嘴唇含入食物。

15）闭上嘴唇。

16）咀嚼食物。

17）吞咽食物。

18）将汤匙放回碗处。

有关提升孩子吃喝能力，可参考本手册第六章"如何引导孩子自己吃喝"一文。家长要注意的是进食活动是一种适应性行为，常出现在各种人际互动的社交场合中，如生活中的三餐、家族聚餐、幼儿园的点心时间或外出用餐等。想想，在用餐时间幼儿的行动只是吃喝吗？当然不是。在用餐过程中，遵守用餐礼仪，和他人有适度的互动或沟通，享受用餐时间都和生活参与有关。所以即使无法自行吃喝，也要让孩子习惯和他人一起用餐，养成良好的用餐行为。

（廖华芳）

2．更衣

更衣，就是儿童生活自理中的穿脱衣物即"穿着"活动。从简单活动，如脱戴帽子、脱鞋袜与脱裤（＜2岁），到穿脱鞋袜与衣裤（2～3岁），再至解开或扣上纽扣与拉链、解开鞋带（4岁），再至鞋带打结、整理衣服、梳头发、挂钩衣服（5岁）。一般来说，6岁时，穿着活动就能完全自立了，也差不多是上小学的年龄。

儿童更衣能力的发展，和照顾者的期待与协助程度有很大关联，照顾者习惯帮孩子穿，孩子没有练习的机会，自然独立更衣的年龄就会较晚出现。肢体障碍儿童当然也不例外，然而他们因肢体动作较不灵活，如何在协助与要求独立间达成平衡，家长要用点心，可与专业团队成员讨论，一起找出让孩子可独立的方法。

穿着活动的行为与出现年龄，发展次序约略如下。家长可参考此进程引导儿童具独立穿脱衣服的能力：

（1）3~6个月

穿衣手脚出现配合的动作。

（2）1~2岁

1）能自行脱戴帽子（帽子的宽松度会影响难度）。

2）会自行脱鞋袜（鞋袜的宽松度会影响难度）。

3）会自行脱裤子（裤子的宽松度及松紧带紧度会影响难度）。

（3）2~3岁

1）能穿鞋子（鞋子的宽松度及开口会影响难度）。

2）会穿袜子（袜的长度、前后差别、宽松度会影响难度，图3-10）。

3）会穿裤子（裤子的宽松度、前后差别及有无松紧带紧度会影响难度）。

（4）3~4岁

1）自己会穿脱大部分衣服。

2）会解开扣子，除背后扣子（扣子大小、位置，会影响难度）。

3）能解开拉链（拉链头大小会影响难度）。

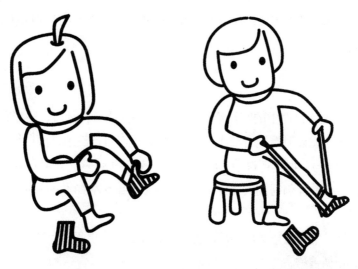

图3-10　一般3岁左右儿童会自行穿袜子；对于有肢体障碍儿童，可以用辅具协助。左图是一般儿童穿袜子，右图是肢体障碍儿童使用穿袜子的辅具完成穿袜子的任务。

4）会拉上拉链。

（5）4~5岁

1）能对上拉链头。

2）能用衣架挂好衣服（衣架杆高度会影响难度）。

3）会扣上扣子。

（6）5~6岁

1）会系鞋带（鞋带若改成魔鬼毡，孩子较早年龄就会完成）。

2）会梳头发。

3）会照镜子整理衣服。

有关如何引导孩子具备独立穿脱衣物的技巧，可参考本手册第六章多篇文章，包括"简单行为原则的操作""如何让孩子学的更好""如何让孩子学会照顾自己"。

由社会参与的角度看穿脱衣服，不仅仅只是将身上的衣服脱下，或将身旁的衣服穿上身体。这个活动可以分成好几个步骤，穿衣包括到衣柜拿取衣物（这又牵涉移动至衣柜或衣架、打开衣柜、选取衣物、拿出或拿下衣物），依序穿上衣物、整理衣服。脱下衣物则是相反步骤。此外，穿的衣服合不合乎年龄、气候、性别和时代也是另外融入社会的考虑点，由培养儿童的自主能力观点，父母适度让孩子决定自己要买的或要穿的衣服，也很重要。

此外，更衣牵涉儿童的大动作能力，如能否自行坐、站，能否有手部操作衣物能力，能否分辨衣物前后等空间概念，能否手眼协调，能否有动机克服困难愿意持续练习等。更重要的是，当孩子有上面的问题时，我们应想办法将衣物修改，或是提供摆位辅具，甚至协助儿童找到独立穿脱的其他策略或步骤等（图3-10）。如不能维持坐姿的孩子，尝试教他躺在地板更衣。在对于某些有极度困难的孩子，或许只要他完成最后一个步骤，就是成功了。

（廖华芳）

3. 洗漱

洗漱，就是生活自理中的清洁活动，包括洗手、洗脸、漱口、刷牙和洗澡。通常由在洗手、洗脸、洗澡时有配合动作（约1岁），进至自行洗手，再自行开关水龙头洗手并擦手（约3岁），再自行洗脸、漱口并擤鼻涕（约4岁）。5岁左右就可以独立刷牙漱口并洗澡，但洗澡仍需大人部分协助才能完善。8岁左右才能完全自行完成洗澡任务，（图3-11）。

儿童清洁活动的行为与出现年龄，与家长是否平日让儿童自行参与有关。家长可参考以下进程，循循善诱。

（1）3~6个月

会玩水。

（2）1~2岁

1）帮他洗手、洗脸时会合作。

2）会模仿洗手。

3）洗澡会合作。

（3）2~3岁

1）会用毛巾擦手和脸。

2）练习用牙刷（图3-11）。

3）自己擦嘴巴。

（4）3~4岁

1）会开关水龙头。

2）会擤鼻涕。

3）会漱口、洗脸。

（5）4~5岁

1）会自己洗脸。

2）会独立刷牙。

（6）5~6岁

洗澡仅须小部分协助。

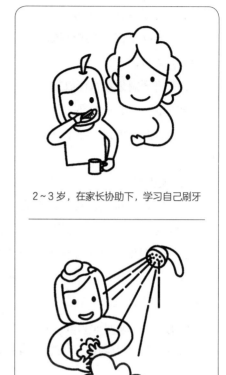

2~3岁，在家长协助下，学习自己刷牙

8岁左右儿童就能自行完成洗澡任务

图3-11　孩子的洗漱能力发展

除了清洁活动，随着儿童逐渐成长，在生活的独立性上，还须考虑处理家务、准备食物、打电话、使用大众交通工具、服药、理财、购物等七项协助家务及照顾他人的项目。儿童及青少年可做的还包括收拾玩具（≤2岁）、喂食宠物（6~9岁）、照护弟妹、铺床（6~9岁）、打扫倒垃圾、健康维护、上车绑安全带、买饮料、储蓄、休闲功能、紧急状况的处理等。协助家务及照顾他人等参与功能可增强儿童的自尊与自我效能，即使是发展迟缓儿童，在他人引导下，也能参与。

有关如何引导孩子具备独立清洁自己的技巧，可参考本手册第六章多篇文章，包括"简单行为原则的操作""如何让孩子学的更好""如何让孩子学会照顾自己"。

要真正完成独立清洁自己的任务，家长要了解其实有一连串的步骤要完成。想象一个5岁大的儿童，早上起床要能在去幼儿园前完成所有清洁工作，他要在不需父母提示下，完成以下所有步骤。以刷牙为例，刷牙的小步骤如下：

（1）起床后，移动到洗脸台；

（2）取下牙刷牙膏水杯；

（3）将牙膏挤上牙刷；

（4）将牙刷放入口中刷；

（5）连续左右上下刷一段时间；

（6）漱口；

（7）将牙刷牙膏水杯放置妥当；

（8）取毛巾擦干脸部。

家长要能分步骤引导，才能带出孩子的独立自理能力。

（廖华芳）

4. 大小便

婴儿时期的排便，常在进食后 1 小时，清醒、安静时进行，且解便后会表现不舒服的样子（6 个月）。至解便后以语言表示（1～1.5 岁），再至解便前告知（1.5 岁），约 3 岁白天时便很少尿湿裤子。排便的控制能力，与膀胱神经的成熟及训练有关。一般而言，大便约比小便早，在白天的大便控制约 2 岁，小便控制约 3 岁。但是夜尿的现象，常常因白天太兴奋或太疲劳也随时会发生，完全控制不夜尿最早在 4 岁，最迟在 8～9 岁。除排便控制外，能否自己走到厕所、上下马桶、穿脱裤子、冲水、用手纸擦拭屁股等能力与独立大小便有关，儿童约 3 岁半可以自己上厕所小便，大便约 4 岁半。

儿童如厕活动的行为与出现年龄，通常会依如下发展：

（1）3～6 个月

解便后会表现不舒服样。

（2）1～2 岁

1）坐在马桶几分钟。

2）能表达已解便。

3）会事先告知便意。

（3）2～3 岁

1）白天大部分不会尿湿裤子。

2）会自己上厕所，除了擦拭需要协助。

（4）3～4 岁

1）晚上不尿床，但仍需要协助上床前先如厕。

2）男孩会站着小便。

（5）4～5 岁

上厕所能完全自理（图 3-12）。

（6）5～6 岁

会正确选择洗手间。

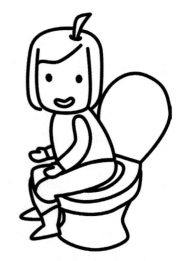

图 3-12 孩子到了 4～5 岁，上厕所就能完全自理了

如同其他生活自理技能，独立完成大小便任务，需要能进行一连串的步骤，包括察觉便意（需要他人协助者，要能适当地表达），移动到厕所，脱裤子，坐上马桶，排出大便或小便，擦拭，冲水，穿上裤子，整理衣物，洗手和走出厕所等。

依据调查研究，不同年代，不同文化，儿童脱离尿布的年龄有很大差异，主要和家长何时开始给孩子如厕训练有关。家长能不能对孩子放手，引导儿童有大小便的控制，孩子的表达与自理能力是一个重要的因素。随着孩子的括约肌生理发育渐渐成熟，家长适时引导，如厕能力就会水到渠成，自然出现。家长对孩子如厕的训练，要随着他生理发育的步调巧妙地进行，太早太急，会有揠苗助长的焦虑；放任不训练，一包包到底，也会让孩子因为比同伴多了"一包"与气味，而有损小小的信心。

既然如厕是一种发展的过程，每个小孩的发展速度不一，所以1962年即有学者提出"以小孩为主的如厕训练"理论，就是说当孩子有某方面的成熟度、准备好了才开始训练如厕，而不再是以父母的认知来决定开始训练大小便。

有关如何引导孩子具备独立大小便的技巧，可参考本手册第六章家庭康复中多篇文章，如"简单行为原则的操作""如何让孩子学的更好""如何让孩子学会照顾自己"与"告别尿布"。

（廖华芳）

三　儿童的游戏发展

（一）观察孩子游戏了解他的发展

游戏是儿童每天主要的活动，也是整合孩子大动作、精细动作、认知、社交等能力发展的成果，游戏表现与孩子其他能力的发展会相互影响，动作能力不好的孩子，玩具的操作可能会有问题，就会影响玩游戏的种类。观察孩子游戏的内容包括：孩子是否会自己找玩具玩并持续玩一阵子；是否会想办法找事做或是变化玩法；是否会学大人打扮或做事；是否会玩游乐设施等。家长可以从中观察出孩子的发展程度。

（二）儿童游戏发展的五个方面

过去游戏发展的观点，大致会从大动作、精细动作、认知、社交、语言、自理等面向来评估孩子的发展层级。然而，孩子即使各方面均发展正常，是否意味着孩子可以适应幼儿园或学习无虞呢？北卡罗来纳儿童发展暨早期教育署，2013年出版了早期学习

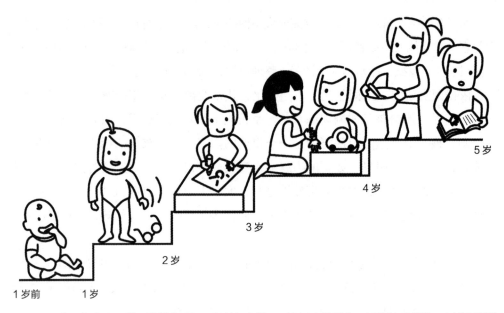

图 3-13　小朋友发展可以用阶梯来看：1 岁前探索期；2 岁好奇捣蛋鬼，抓眼镜丢钥匙；3 岁可以做着正经玩；4 岁喜欢跟同学玩；5 岁可以自己收拾餐盘、看书与创作

与发展基石，该书从促进幼儿早期学习的观点，提供幼儿 5 岁前的发展指标与学习策略，从五个方面来看幼儿发展的基础。

1. 游戏与学习的策略

2. 情绪与社交发展

3. 健康与体能发展

4. 语言及沟通发展

5. 认知发展。

以下分龄介绍游戏发展（图 3-13）

（三）0~1 岁孩子的游戏发展

1. 游戏与学习的策略

幼儿正学着在认识世界，他们对自己的身体以及鲜艳颜色的物品很有兴趣，利用自己的感官，像是看、尝、碰与嗅觉来学习。

2. 情绪与社交的发展

幼儿学着认识自己与家人，他们会认得家人，也会紧盯着看，会对家人微笑、发出声音叫人等。

3. 健康与体能发展

幼儿在这个阶段长大得很快，白天睡眠的时间慢慢减少，晚上可以睡得更多些。学会动动手脚去够东西或玩具，拿来摇一摇、丢一丢或是放嘴巴探索。

4. 语言与沟通发展

幼儿正学着沟通，他们会转向声源，尤其是熟识的大人说话声。开始用手势，像是举起手来要人抱、有需求时会哭或发出声音来得到关注。

5. 认知发展

幼儿正在用自己的感官学习周遭世界，他们对新的人、事、物总显得好奇与惊讶，会先去找看得到的人与物品，进而才会去找没看到的人与物品。

（四）1~2岁孩子的游戏发展

1. 游戏与学习的策略

学步期的幼儿总显得很好奇，透过研究与制造效果来学习，像是踢踢球、按按键、拍拍鼓等。这段时间是幼儿身体移动能力、自主能力及动作技能发展最迅速的时期，同时也是最危险、最容易受伤的时期。

2. 情绪与社交的发展

幼儿正在学习认识自己与家人，喜欢自己探索，但也常去找大人确定有大人在身边。

3. 健康与体能发展

学步期的幼儿长得非常快，他们会吃比较多大人的食物，剪小一点的食物也可以拿着自己吃。在学会走路后，他们很爱到处攀爬、到处探索，当然经常会跌倒。

4. 语言与沟通发展

幼儿正学着听话与说话，会用少数的词，像是"baba"，表示抱抱、爸爸或球等。可以听简短的故事，会指认图片，也会自己翻书。

5. 认知发展

这时期的幼儿持续运用自己的感官认识世界，会看到什么就学，可能会拿钥匙，假装开车；拿个积木放耳朵旁，假装讲电话。

（五）2~3岁孩子的游戏发展

1. 游戏与学习的策略

在这阶段，幼儿透过玩来观察、模仿与学习。会假装煮饭或是去买菜。喜欢试着自己解决问题，并说"是我做的"。

2. 情绪与社交的发展

幼儿在大人提醒下，学会遵守社会常规与日常活动。开始了解在不同情况下要表现不一样，像是有人在睡觉要小声点、在某些地方要拉着扶手才安全。

3. 健康与体能发展

这阶段的幼儿开始学跑、跳与爬上爬下，动个不停。可以配合家长睡觉的作息并自己入睡。手变得灵巧许多，可以玩简单拼图、翻书并尝试画画。

4. 语言与沟通发展

幼儿学会了更多的字词，更会讲话，发问以及回答问题。会用简单的句子，与人来回对话，也能遵守常规。

5. 认知发展

这时期的幼儿很好奇，会去研究事情怎么做，会观察及描述事情，如大小、多少、开关、男生或女生等。

（六）3~4岁孩子的游戏发展

1. 游戏与学习的策略

透过玩来研究、想办法以及解决问题。可以研究比较久一些，但如果不成功，可能会有挫败感。

2. 情绪与社交的发展

正在学习认识自己与别人，开始会交朋友，但在情绪上或遇到挫折时还是会找大人。这年纪的孩子懂得并会表现各种不同感觉。

3. 健康与体能发展

长得很快，会自己吃饭，大人若帮忙打开扣子也会自己穿衣服。会运用身体四处攀爬与成功探索。

4. 语言与沟通发展

透过倾听与表达来认识世界，可以讲长句子，也可以说得更仔细。会问"什么""为什么"以及"怎么会"。可以听大人念故事书、会看图画书，也会提问与回答问题。

5. 认知发展

透过游戏、探索和发问来学习，会问问题也会研究新事物找答案。这时期的幼儿会用感官去享受艺术、音乐、舞蹈与戏剧。可以数出五个东西，也会说多少、大小、一样等。

（七）4~5岁孩子的游戏发展

1. 游戏与学习的策略

对学习很多事情都很有兴趣，会用很多游戏方式，像是组装、假扮、实验等来研究以及解决问题。

2．情绪与社交的发展

学习怎么与人相处，会有好朋友，但在情绪上或遇到挫折时还是会找大人。

3．健康与体能发展

学会照顾自己。大人帮忙切好食物或倒好饮料，他们就能自己吃。

4．语言与沟通发展

会通过看、听与说来认识世界。他们会听大人念故事书，会看图画书，也会提问与回答问题。会拿笔写简单的字或名字，也认得简单的字。

5．认知发展

透过游戏、探索和发问来学习。对特定的事情开始有兴趣，像是恐龙、昆虫、遥远的地方等，也会想学习写自己的名字等。4 岁的孩子会欣赏艺术、音乐、舞蹈与戏剧，也喜欢在家人面前表演。

（萧小菁）

四 儿童的睡眠

（一）睡眠时间随年龄与特性而异

儿童睡眠方面，一天中睡觉的时间，新生儿一天中有 18～20 小时在睡觉，以后逐渐减少至平均 12 小时（1 岁）、11 小时（3 岁）、10 小时（5 岁），学龄后平均约 9 小时。睡眠分配在白天与夜晚比率也随年龄成长而不同。新生儿是一天中吃完奶后分段睡，白天睡眠时间长，晚上不超过 9 小时；到第 3 个月后，晚上增到 10 小时左右，白天二次小睡；2 岁后，上午的小睡时有时无；5 岁后上午几乎不睡了，午睡时有时无。

除了睡眠的时间与日夜分配，另一个判断孩子是否睡眠充足的标准是白日的精神状态。若孩子的睡眠时间低于一般标准值，但白天仍然清醒有活力，也不感觉疲劳或嗜睡，那么或许他并不需要太多的睡眠。晚上上床的时间常视父母的态度而定，若父母有规定上床时间，孩子通常会有较规律的睡眠习惯（图 3-14）；若不规定，常会跟着大人晚睡，而无法养成规律的睡眠作习。

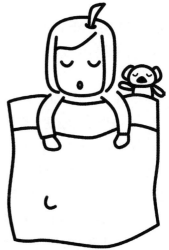

图 3-14 睡眠时间会随年龄成长而变化，也有个别性差异，掌握原则可建立孩子良好的睡眠作息

（二）睡眠品质影响健康

睡眠品质，会影响儿童的发展和家长生活质量。根据统计，发育障碍儿童25%~90%有睡眠问题。

若孩子出现下列3种异常状况，很可能是由睡眠不足所致：

1．比平常好动，甚至完全不受大人控制

跟成年人睡不够、慵懒无力的状态不同，睡眠不足的小孩反而会很亢奋，到处跑、东摸西摸。长期睡眠不足的学童容易有过动或注意力不足的现象。

2．记忆力退步，而且不能专注做事

他开始忘记要交哪些作业，或不记得老师交代的事。

3．体重停滞

因为身体多数的生长激素是在熟睡期间分泌，睡不好或睡太少，都会影响生长激素的分泌，阻碍小孩的身体生长。

（三）建立良好睡眠的原则

睡眠专家建议家长把握以下四大原则来建立孩子良好的睡眠作息：

1．良好的睡眠，来自正确的白天生活习惯

该怎么帮助辗转难眠的孩子。专家建议家长先从白天的生活开始检视，并力行"三要"运动：

（1）要控制白天的睡眠时间，如果孩子白天睡太多，晚上自然不容易入睡；

（2）要管理白天的饮食，不要喝含咖啡因的饮料，不论珍珠奶茶、罐装茶饮、可乐，甚至是巧克力等都会刺激脑部活性，是对睡眠品质有害的食物；

（3）要趁着白天时适度的运动，在"正确的时间"运动，最好是在傍晚、黄昏之前完成，晚上运动反而更不易入睡。

2．把握有效促进入睡的黄金三十分钟

睡眠其实需要用心经营。专家建议至少在睡前三十分钟开始建立睡眠氛围。包括：不能从事声光刺激活动、不要进行需投注心力的活动（如学校的课业）、建立家庭睡眠仪式（如家长和孩子一起读一本床边小故事）。

3．不建议孩子假日补觉

假日补眠行为可能可以稍微偿还因睡眠不足所造成的"睡眠债"，但是它无法完全弥补所失去的睡眠。在假日补眠还会造成生理时钟的延迟，使得周日该上床睡觉的时候难以入眠，在周一该起床的时候难以清醒，反而容易养成孩子晚睡晚起的习惯。

4．营造适合睡眠的空间

有效促进孩子睡眠的空间是：没有灯光、气温凉爽、湿度适中。

（廖华芳）

五　儿童的气质

（一）什么是气质

婴儿的"气质"是指一个婴儿与生俱来的特质，多半来自于基因遗传，这种特质可借由孩子对不同的人、事或物的反应而得知。同时，气质也会随着孩子长大，逐渐随着环境调整，长大时成为人格特质。有学者提出"适配"的概念，指出天生的特质没有好坏的分别，只是这种特质让照顾者觉得照顾起来是否得心应手。

（二）由九类行为了解幼儿的气质

照顾者可以由亚历山大汤马斯（Alexander Thomas）及史黛拉翟斯（Stella Chess）所提出的九类行为来归类儿童的气质。这九类分别为：活动量、规律性、趋避性、适应度、反应强度、情绪本质、坚持度、注意力分散度、反应阈，但不同的研究及理论，也可能有不同的分类。每一类行为都有照顾上的难易程度，如活动量方面，多数活动量大、规律性无法预测或反应强度强的儿童让照顾者较费心力。气质与情绪及对照顾者的依恋关系有一些相互影响的关系。这些因素与幼儿的环境交错互动，最后都可能会影响儿童的学习及发展。

（三）三个气质类型

经由九类行为的观察，我们根据父母照顾的难易度大致把整体气质类型分为"安静型"、"中间型"与"难养型"。

1．"难养型"的幼儿

"难养型"的婴儿又称"磨娘精型"。在上述气质的九类行为中，大多数行为属于难照顾类型。例如，幼儿整天动来动去，抱也抱不住，连喂饭时也要照顾者苦苦追赶。对于陌生人及陌生环境很敏感，看见陌生人就大哭，与照顾者分开时反应激烈，使照顾者无法充分休息。同时，儿童也有可能对生活上的许多细节非常坚持，如与手足争夺玩具，情绪不好时也很难哄骗安抚。由于这些照顾困难的特质考验着照顾者细心观察及回应幼儿的耐性，常常让家长或照顾者觉得筋疲力尽。

我们把"磨娘精型"的幼儿比喻为"兰花"，因为他们需要特别的土壤、温度以及照顾者很大的包容及敏感度。不好养的兰花盛开时却特别有价值，也就是说"磨娘精型"的幼儿若经过细心照顾，其成就也较高。但若稍不注意，兰花可能难以养育，因此"磨娘精型"的幼儿若缺乏照顾者的注意，也较容易出现发展上的问题。

2."安静型"的幼儿

如果儿童的气质属于蛮好照顾的，那么我们可将这类孩子归为"安静型"或"安乐型"的孩子。有些孩子睡觉和便便都有一定的时间，甚或喝奶的量也固定，有些则笑脸迎人有些则像文雅的绅士，乖乖坐在推车里。然而，安乐型的儿童因为乖巧，也常容易因为被照顾者忽略而缺乏足够的互动刺激。

3."中间型"的幼儿

介于这两种类型之间的孩子，我们称为"中间型"，也是大部分儿童的属性。

（四）因材施教

您可以在生活中与孩子互动时观察您的孩子是属于哪一型，并根据观察结果，发展出适合您也适合孩子的教养方式，这就是所谓的"因材施教"（图3-15）。例如：活力旺盛且好动的孩子，我们可能会想到要给孩子更多的体能活动来消耗孩子的体力，而孩子的体力也有可能因为这样的锻炼与日俱增。如果照顾者也有兴致借此增进体能，那照顾者和孩子就能共享天伦，达到所谓的适配，这使照顾者更有信心与儿童在一起参与活动。然而，若照顾者并不热衷于增进体能或高活动量的活动，或是隔代教养的照顾者无法负荷照顾好动的孩子体力需求，反而让照顾者感受身心的压力。此时，若能提供给孩子在视线之内安全且可以自由移动的环境，做好防

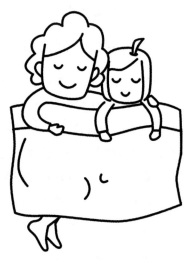

图3-15 容易养育的儿童气质能增进家长的教养自信，理解儿童气质的父母更能坚定温和的接纳儿童

护措施，让照顾者不需耗费太大体力，比较能让亲子共处的时光更为顺畅。

非常怕生的孩子，照顾者可在陌生人靠近之前，先给孩子来个"心理建设"，或是以身作则自己先和这位陌生人聊天，让孩子有长一点的时间适应新鲜事。对于爱发脾气的孩子，可能要慢慢示范及引导自己和别人的各种情绪反应，并利用适当的方式表达情绪，譬如常常对孩子表达自己的情绪，也帮孩子说出愉快或不愉快的情绪。这些生活的小节若能逐渐培养成习惯，即使是"磨娘精型"的孩子也会将您当作值得信赖的精神依靠，这种相互依赖的关系，正是发展良好亲子关系的基础。

（黄霭雯）

（一）早期介入要评估精熟动机

"孩子先天的精熟动机"已被视为一个重要的发展概念，也应纳入早期发展评估项目中。儿童透过早期探索环境的动机行为，可增加与环境互动和重复练习的机会，进而使其日后有更好的发展参与来丰富自己的生活。因而，从事早期干预相关的专业人员或身为父母的我们，宜了解与促进儿童的精熟动机，以为儿童建构日后良好身心健康发展的基础。

（二）什么是精熟动机

幼儿对事物探索能力的动机即属于"精熟动机"的范畴。精熟动机指的是儿童与生俱来的、多方面的内在驱动力，表现出对中度挑战或较难任务的专注、持续及投入程度，孩子会用这样的动力来解决问题，熟练技巧以完成任务。精熟动机注重幼儿达成任务过程中的持续程度，而不是其能否成功做到的能力。

常用来观察儿童动机的指标包括：任务导向行为的专注和持续时间；出现任务导向行为时的正向愉悦情绪。前者为观察儿童可否专注且持续地用和任务相关的玩法展现玩的行为（图 3-16 左图）；后者为观察幼儿在活动过程中，是否有拍手说棒、微笑、叫大人来看等正向的情绪表达（图 3-16 右图）。您可以在孩子自己进行某项活动或游戏时，在旁观察他们是否有投入其中、是否持续地玩、过程中是否有展露愉悦神情，若有，表示他 / 她从事此活动之精熟动机是很不错的。

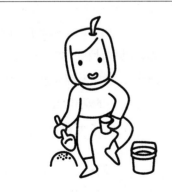

左图：孩童专注地且投入玩沙活动

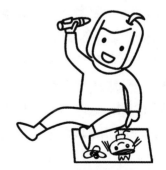

右图：孩童主动微笑表示："耶！我们完成一幅公主画了！"

图 3-16 任务行为的专注和持续时间与正向愉悦情绪，是观察儿童动机的指标

（三）在亲子互动中增进孩童精熟动机的策略

父母或照顾者在生活中，可透过几种互动策略来增进孩童的精熟动机：

1. 安排玩具或活动是孩子喜欢且难易度适中： 给孩子安排他喜欢且难易度适中的玩具、环境或活动，让孩子有比较多的成功且愉快的经验。

2. 鼓励孩子独自尝试活动： 支持和鼓励孩子独自尝试比较有挑战性的活动，即使孩子可能无法成功完成活动，家长也不要太快给予过多的协助。

3. 避免过度协助或过度指导： 过度协助或过度指导会限制孩子独立尝试的机会或抑制其玩法的独创性，以及降低孩子自在探索环境的动机。

4. 具有敏感度与回应性： 在儿童玩玩具或进行活动时，给予适当且适时的协助，以帮助孩子成功地完成活动，透过家长适时的引导，孩子的能力可以获得好的提升。例如：当儿童在串珠珠时，若家长了解他 / 她还不会串珠且两手协调力不够好，可先帮忙稳定绳子前端，让孩子先练习将珠子对准及穿入绳头内，让孩子有较多成功经验后，会更有动力持续尝试与精熟技巧，或准备洞较大或比较硬的绳子。

5. 赞美孩子持续性尝试行为： 当孩童有企图想尝试具挑战性的活动时，家长应在孩子持续尝试努力过程中给予孩子赞美和鼓励，不要只等到成功完成后才给予赞美，这样儿童才会更有意愿对多样活动做尝试，也会更有动机去学习更难的事物。

（四）调整活动难易度的方法

家长或照顾者可根据以下方法来调整活动或玩具的难度。从儿童玩玩具或游戏的成功率着手，并依每个孩子的挫折忍受度调整。举例来说，对一般儿童，若他完成某项活动的成功率达 40%～60%，表示这个玩具或活动是适度挑战的；若成功率低于20%，表示此玩具或活动太难，需要在活动中结合一些孩子已精熟的部分（成功率为90%～100%）一起执行。例如，想让孩子练习穿鞋子，孩子若已经可以将鞋子上的魔鬼粘粘贴好，您可部分帮助孩子练习把脚穿进鞋子的步骤，其他让孩子独自完成。此外，尽量选择孩子有兴趣的活动，建议顺着孩子的想法来选择。例如，想让孩子多练习穿衣服，可让他自己挑一件想要穿的衣服，这样他想完成穿衣服的动机就会增加。再者，活动的选择上可多变化，并可结合不同的情境做重复练习，如此一来孩子才能真正把精熟在某个活动的能力应用在不同的情境之中。

（汪佩蓉）

第四章
——
筛查评估

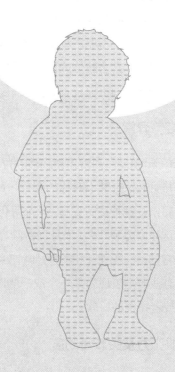

家长如何早期发现孩子有运动异常

医疗团队常用的评定方法

一 家长如何早期发现孩子有运动异常

孩子出生后几个月以内，尤其是在6个月以内，细心的家长完全可以在早期观察到孩子是否存在运动的异常，以利于早期发现、早期干预。以6个月内的孩子为例，主要的观察点在以下三个方面：

（一）运动发育迟缓

3个月孩子俯卧位还不能够抬头，或抬头时间很短；仰卧位拉上肢起来时头向后仰，不能前屈，抱起来头不能保持在中立位上；不能吃手，两只手很少互握在身体的中线上，如使用奶瓶喂养时双手完全没有一起扶奶瓶的动作。6个月的孩子俯卧位时还不能抬头挺胸，完全没有翻身的动作，摆到坐位时不能撑着手坐一会儿；用手帕等蒙住脸时不能自己扯下，双手不能主动抓玩具；双手不能抓到脚；扶着孩子站立时双下肢经常屈起来，不能支撑；某个肢体或同一侧的肢体活动明显比另一侧肢体活动少，如仅吃一侧的手，或仅用一侧的手抓玩具，扶孩子站立时一侧的下肢不支撑。

（二）姿势异常

3个月的孩子在非哭闹的情况下经常打挺，双上肢经常屈曲，而下肢伸直绷紧；身体经常紧张并明显保持着不对称的姿势，如头转向一侧时，颜面侧的上下肢伸展，头后侧的上下肢屈曲，这种姿势到5~6个月仍持续存在；俯卧位时经常把臀部拱起来，头低下去，且这种姿势到5~6个月仍持续存在；肩关节经常保持向内侧旋转的姿势，前臂手背侧经常向前，整个上肢向后伸；5~6个月时双手还是经常握拳，拇指向内收握在手心里。有些孩子表现为某一个或一侧肢体经常保持的姿势与另一侧完全不同，或者特别紧张，或者特别的松软。

（三）肌张力及关节活动度

肌张力通俗的说，就是孩子肌肉的紧张程度。关节活动度就是孩子各个关节的被动活动的范围。孩子的肌张力如果表现为过度的紧张或者过度的松软都是不正常的，过度紧张称为肌张力增高，过度松软称为肌张力降低。过度紧张，表现为被动活动孩子的某个或某侧肢体甚至四肢很难活动开，表现为较大的阻力，好像孩子总是在用力（图4-1）；过度松软表现为活动孩子的某个或某侧肢体甚至四肢时很松软，颈、躯干也是软绵绵的，好像没什么力气。另外有些孩子表现为肌张力不稳定，有的时候很松软，但是有时一碰到他，或是突然抱起来的时候，或是洗澡的时候就很紧张，表现出不对称或者上肢屈曲、下肢伸直的姿势。一般肌张力增高的孩子伴有关节活动度减

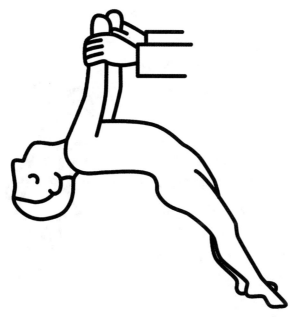

图 4-1　高肌张力儿童拉起时打挺并下肢绷紧

小，如抓着孩子一侧的手向对侧牵拉时，孩子的肘关节很难达到身体的中线，而肌张力降低的孩子则肘关节明显超过中线。抓着孩子的脚向同侧耳朵靠近时，肌张力高的孩子较难碰到耳朵，肌张力低的孩子较非常轻松的碰到耳朵，甚至超过耳位。

此外要说明的是，孩子如果仅仅是运动发育的迟缓，尤其是早产的孩子没有达到纠正胎龄孩子的正常运动发育水平，不必过于紧张。有些孩子仅表现有个别微轻的异常姿势，如握拳、拇指内收或者是上肢后伸，一般情况下也不是严重的神经发育问题，家长在没有就诊前也不必过于紧张。孩子运动发育的情况要结合病史、体格检查、神经发育评估、影像学及电生理检查等综合判断，家长不要自己放大孩子在某一方面的异常而带来不必要时紧张、焦虑。

（刘振寰、赵　勇）

二　医疗团队常用的评定方法

对于肢体运动功能障碍的儿童，医生和治疗师通常要在诊断的基础上，做进一步的评估，也就是所说的康复评定。康复评定是指医疗团队会应用各种手段获取与儿童相关的有效、可靠、有用的信息，确定儿童是否存在功能障碍，从而制订合理的康复干预计划以及评估干预和治疗效果的过程。对于康复治疗来讲，康复评定的实际意义比诊断更重要，评定的目的主要在于：明确儿童所处的发育阶段，了解儿童的发育特征，制订合理的康复目标和康复方案，评估阶段性的康复疗效，对远期的发育情况及康复疗效进行有效的预测。因此，正确、合理、系统的康复评定，对儿童的运动功能的把握与治疗有非常重要的意义。

广义上来讲，医疗团队对儿童的康复评定是贯穿在整个诊疗过程中的，比如医生在检查孩子的运动功能时，实际上也是通过观察对孩子的运动功能进行评定，治疗师在对儿童的训练过程中也会不断地对其各项功能进行观察、评定（图4-2）。狭义上来讲，康复评定是利用一些量表、仪器等工具来测量儿童的各项功能，评定的结果往往通过与大多数正常儿童的比较，最终用数值、百分比等形式显示出来。在这里，我们向家长们介绍一下与儿童运动功能相关的主要评定方法和量表。

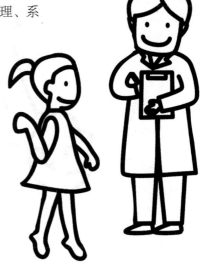

图 4-2　医疗人员对儿童的观察与评定

（一）全身运动评定

该评定方法是由欧洲普雷希特尔（Prechtl）教授制订，预测婴儿脑功能异常有价值的评定工具，在高危新生儿出生后 4 ～ 5 月龄内应用 GMs 技术可以就神经发育的远期情况做出准确有效的预测，对脑瘫的预测更为准确、有效，准确性达到 95% 以上。如结果无明显异常，可有效缓解家长对孩子未来是否发展为脑瘫的焦虑情绪。该评定的方法主要是测试人员通过观察一段孩子在清醒安静状态且不受外界干扰时的自主活动的录像，来判断孩子的神经发育情况。该方法可用于对宫内胎儿运动的观察，临床上主要用于出生后至 5 月龄的高危婴儿。

（二）阿尔伯塔婴儿运动量表

该方法主要用于观察 0 ～ 18 月龄或从出生到独立行走阶段婴儿运动发育，对该阶段的婴幼儿的俯卧、仰卧、坐位和站立位运动控制情况进行评定。该量表包括 58 个项目，分为 4 个亚单元：俯卧位 21 个、仰卧位 9 个、坐位 12 个、站立位 16 个项目。对每一项技能从负重、姿势及抗重力运动三方面特征进行评估，故可较早地识别出运动发育不成熟或运动模式异常的婴儿。该量表可以敏感地反映出婴儿在短时间内所发生的运动发育微小变化，可精确地评估婴儿运动发育成熟的水平以及在干预治疗后的变化；该量表的优势是观察运动技能的缺失或异常的成分，为干预方案的制定尤其是干预要点的选择提供了有价值的参考信息，部分量表内容详见附表。

（三）皮博迪运动发育量表

该量表（PDMS-2）是目前在国外康复界和儿童早期干预领域中被广泛应用的运动发育评定量表，适用于 0～7 岁儿童的运动发育水平。它由粗大运动评定量表和精细运动评定量表两部分组成，粗大运动量表包括反射、固定、移动和物体控制四个分量表，精细运动包含抓握、视觉 - 运动整合两个分量表。通过评估，最终可以评定儿童相对于同龄儿童的粗大和精细运动发育水平，可以有效地鉴别运动发育正常儿童和迟缓儿童，同时为制订康复训练计划与方案提供依据和方法。

（四）粗大运动功能测试

粗大运动功能测试（GMFM）是专门用来测试脑瘫儿童粗大运动功能的，是临床使用最广泛的量表。目前通用的有 88 项和 66 项两个版本，两个版本均在临床上广泛应用。该量表主要用于测量脑瘫儿童的粗大运动功能的状况，以及随着孩子的发育以及康复治疗，运动功能的改变情况。因此，该量表对评价脑瘫儿童的治疗效果非常方便、有效。该方法注重的是儿童的运动能力达到什么样的程度，而不是运动的过程和质量，正常的 5 岁儿童可以完成所有 88 项测试。

（五）粗大运动功能分级系统

粗大运动功能分级系统（GMFCS）是专门用来评价不同年龄阶段的脑瘫儿童的粗大运动能力的系统，能够比较客观的反映脑瘫儿童的粗大运动发育状况，并用于预测其远期的运动功能。该系统将脑瘫儿童分为 5 个年龄组：0～2 岁、2～4 岁、4～6 岁、6～12 岁、12～18 岁。每个年龄组又根据儿童运动功能的表现分为 5 个级别，I 级最高，V 级最低。通常脑瘫儿童随着年龄的增长，比较稳定的处于相应的级别中，较少会变化 2 个或 2 个级别以上，而且评价的年龄越大，处于相应级别的稳定性越高。由以下网址可得此量表中文版（https://www.canchild.com）。

（刘振寰、赵 勇）

附表

阿尔伯塔婴儿运动量表

姓名: _____ 评估日期: _____

编号: _____ 出生日期: _____

评估者: _____ 年龄: _____

评估地点: _____ 矫正年龄: _____

	窗前项目得分	窗内项目得分	分量表得分
俯卧位			
仰卧位			
坐位			
站立位			

总分: 百分位:

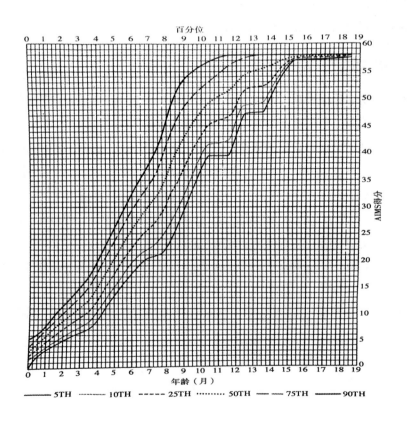

阿尔伯塔婴儿运动量表

1. 俯卧位：21 种姿势体位（50%～90% 通过时间单位以月计算）

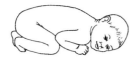

仰卧位 1
头低臀高 生理性屈曲头转向一侧
以免鼻子贴住支持面（0～1 个月）

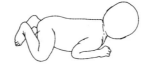

俯卧位 2
头臀同高 非对称性抬头 45° 头不
能保持在中线位（1～2 个月）

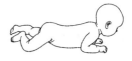

支撑俯卧
头高臀低 肘关节位于肩关节后方
非持续地抬头至 45°（1.2～3 个月）

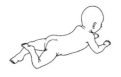

前臂支撑 1
抬头超过 45°；并维持肘关节与
肩关节对线；胸部抬起（2.6～
3.8 个月）

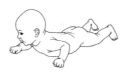

俯卧位下的重心移动
抬头至 90° 非控制性地重心移动
（3～4 个月）

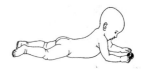

前臂支撑 2
肘关节位于肩关节前方颈部伸
展，主动收下颌（3.6～5 个月）

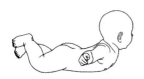

伸臂支撑
双上肢伸展收下颌、胸部抬高重
心侧方转移（4.4～6 个月）

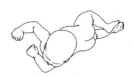

不伴躯干旋转的从俯卧位翻转至
仰卧位：运动由头部转动为起
始躯干作为同一单位进行运动
（6～8.4 个月）

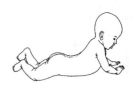

泳状运动
主动伸展模式（4.8～8 个月）

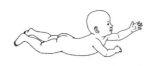

前臂支撑下够物
体重主动转移至身体一侧；非负
重上肢进行有控制地够物（5～
7 个月）

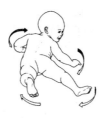

轴向旋转运动
轴向转动双上肢和双下肢同时运
动躯干侧方屈曲（5.8～8.2 个月）

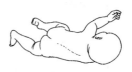

伴有躯干旋转的从俯卧位翻转至
仰卧位躯干旋转（7～9.2 个月）

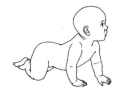

四点跪 1
双下肢屈曲外展、外旋腰椎前
凸；保持此姿势（7.2~9 个月）

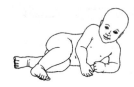

一侧支撑卧位
双下肢分开肩部稳定以躯干为轴
身体旋转（7.2~9.2 个月）

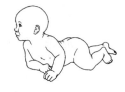

交替腹爬
互为对侧的上肢、下肢运动伴躯
干旋转（7.5~9.2 个月）

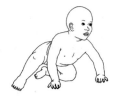

四点跪位变为坐或半坐位
变进、变出此位置可以变为坐位
（7.6~9.9 个月）

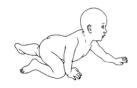

交替手膝爬（8.6~13 个月）
双下肢外展、外旋腰椎前凸；伴躯
干侧屈下体重从一侧转移至另一侧

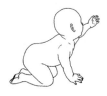

上肢伸展支撑下够物
非支撑上肢够物躯干旋转（8~
10 个月）

四点跪 2
髋关节位于骨盆下方；腰椎平坦
（8.4~11 个月）

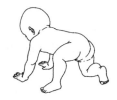

变化的四点跪
在此位置上玩耍可向前移动
（8.6~11.6 个月）

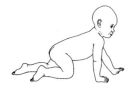

交替手膝爬 2
腰椎平坦，前进时躯干旋转
（8.6~11 个月）

2．仰卧位：9 种姿势体位（50%~90% 通过时间单位以月计算）

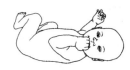

仰卧位 1
生理性屈曲头部旋转口触手；偶
有上肢和下肢的运动（0~1 个月）

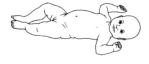

仰卧位 2
头向中线位转动；存在非对称性
紧张性颈反射（0~1 个月）

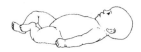

仰卧位 3
头居于中线位；上肢有运动，但
双手不能至中线（1~2 个月）

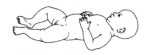

仰卧位 4
主动屈颈 - 收下颌双手可至中线
（2.5~3.8 个月）

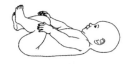

手触膝
收下颌手碰触膝腹肌收缩
（3.6~5 个月）

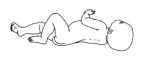

主动伸展
双下肢将身体推至伸展位
（3.8~5.6 个月）

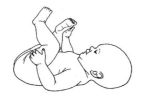

手触脚
双下肢可以维持中间角度；存在
骨盆活动（4.6~6个月）

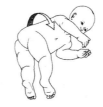

不伴躯干旋转的从仰卧位翻转至
俯卧位：头侧方直立躯干作为同
一单位进行运动（5.6~9个月）

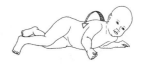

伴有躯干旋转的从仰卧位翻转至
俯卧位：躯干旋转（6.8~9个月）

3. 坐位：12种姿势体位（50%~90%通过时间单位以月计算）

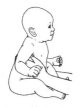

扶持坐
可以短暂抬头并保持头于中线位
（0~1个月）

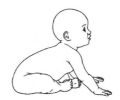

上肢支撑坐
保持头于中线位，主要依靠上肢
支撑体重（2.6~4.3个月）

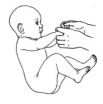

拉坐起
收下颌：头与躯干一线或位于躯
干之前（3.4~4.8个月）

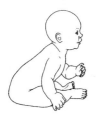

短暂坐
肩胛骨内收、上臂伸展不能保持
此姿势（4.3~6个月）

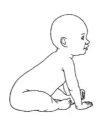

上肢伸展支撑坐
胸椎伸展头可自由转动伸展的上
肢支撑体重（4.5~6个月）

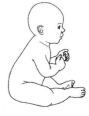

无上肢支撑的短暂坐
不能在没有监护下保持坐位
（5.2~7个月）

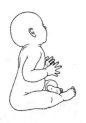

非持续坐下重心转移：重心向前
向后向侧方转移不能在没有监护
下保持坐位（5.6~7.6个月）

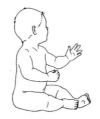

独坐1
上肢可离开身体进行活动可以玩玩
具可以独立保持坐位（6.2~8个月）

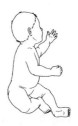

坐位下转身够物
独坐躯干旋转去够玩具
（6.8~8.2个月）

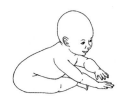

坐位变到俯卧位
由坐位变为俯卧位上肢用力拉；
下肢无活动（8.2~12.2个月）

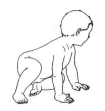

坐位变到四点跪
主动抬起骨盆、臀部和非负重下
肢，变为四点跪（7.8~9.6个月）

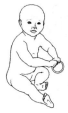

独坐2
双下肢有多种姿势婴儿可以轻松
进出此位置（8.8~11.2个月）

4. 站立位：16种姿势体位（50%~90% 通过时间单位以月计算）

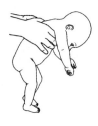

扶持站1
可以有间断的髋关节和膝关节屈
曲（0~1个月）

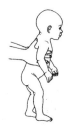

扶持站2
头与身体一线；髋关节位于肩
关节后方；双下肢有多种运动
（1~3个月）

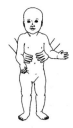

扶持站3
髋关节、肩关节一线；躯干有
主动控制；双下肢有多种运动
（4.5~7.4个月）

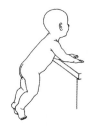

支撑下拉站起
上肢向下推，并伸展双膝（8~
9.6个月）

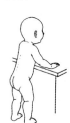

拉物站起
拉物站起：重心从一侧转移至另
一侧（8~10个月）

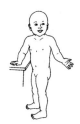

伴有旋转的扶站
躯干和骨盆旋转（8.1~9.9个月）

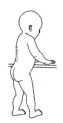

无旋转侧行
躯干无旋转地侧行（9.1~13
个月）

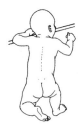

单膝跪
可以在此位下玩耍或站立
（8.5~11个月）

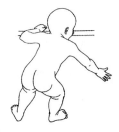

站立位
有控制地下移（9.1~11.2个月）

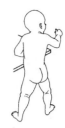

伴有旋转的侧行
身体旋转地侧行（9.1~11.8
个月）

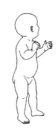

独站
独站片刻双足有平衡反应（10.4~
13 个月）

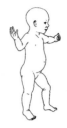

早期踏步（11~13.6 个月）
独立行走 5 走以上小步幅快速
前进

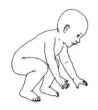

从蹲位站起
髋关节和膝关节进行有控制
的屈伸活动（11.6~14 个月）

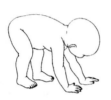

从手足支撑位站起
双手迅速推地站起（11.8~
14.9 个月）

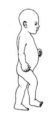

独立行走
（11.6~14.2个月）

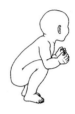

蹲（12.1~14.8 个月）
通过双足平衡反应和躯干
的位置来维持蹲的姿势

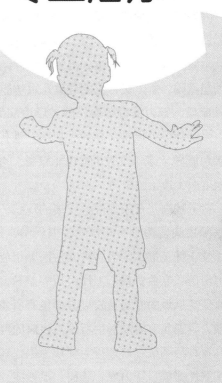

第五章
——
专科医学与
专业治疗

专科医学

专业治疗

（一）儿童康复医学专业

儿童康复医学是康复医学的亚专科，面向的是 18 岁以前的青少年和儿童。儿童康复医学的疾病种类、临床特点、康复理论与技术、预后及家人的期待等，与成人康复医学有较大的差别。差别的形成最主要的是儿童仍处于生长发育过程中，有其特定的生理、心理、社会发育的特征与规律，我们要遵循这一特征与规律开展康复治疗。儿童康复医学是从功能障碍预防、评定和处理的角度，成为具有基础理论、评定方法和治疗技术的独特医学学科。

1. 什么情况下要看儿童康复医生？

因为康复医学涉及面较广，严格来讲，只要孩子在运动、认知、语言等方面有功能问题，甚至在社交、学习、心理、行为以及心肺功能等方面有障碍时，都可以求助于儿童康复医生。这其中，因为中枢神经系统的发育异常最容易导致发育中的儿童出现功能障碍，所以最常见的导致儿童功能发生障碍的疾病为中枢神经系统的疾病，如脑性瘫痪、智力发育障碍、脑炎后遗症等；其他的疾病如高危儿、孤独症、学习障碍、多动症、外周神经疾病、肌病、遗传代谢性疾病、骨关节疾病、先天肢体畸形、心肺功能异常等导致的儿童功能障碍，均属于儿童康复医生诊治的范畴。

鉴于我国儿童康复医学发展的现状，儿童康复医师由康复医学、儿科学、内科学、外科学、中医学、针灸推拿学等各种专业医师组成，由于学习经历、专业背景、工作经历等差异，他们在儿童康复领域的专长及发展方面也有所差异。现阶段，我国儿童康复医生所诊治疾病的范围主要以儿童神经系统和心理行为疾病为主，其中主要包括脑性瘫痪、智力发育障碍、孤独症、高危儿早期干预等疾病，在骨关节疾病康复、先天畸形的康复、心肺功能康复等方面的经验较为欠缺。（图 5-1）

2. 儿童康复科医生有哪些专业优势？

因为儿童的发育和疾病的特点，儿童康复科医生除具备康复医学知识外，同时应具备的专业知识

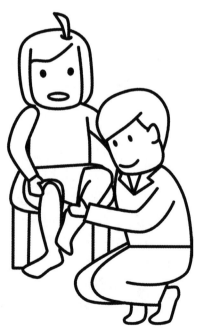

图 5-1　儿童康复科医生检查肢体障碍儿童

包括儿童发育、儿童保健、儿童神经、儿童心理、儿童行为、小儿骨科、小儿内科、甚至针灸推拿等多个学科。因此，儿童康复科医生可以对有功能障碍的儿童进行多学科、多维度的评估，从总体上把握孩子的诊断、主要障碍、次要障碍、康复目标，从而可以为孩子制订出准确、系统的综合康复治疗方案，促进儿童身心全面发育。

同时，儿童康复科医生因其多专业背景，可以从总体上把握好康复儿童的远期目标及总体预后，从国际健康功能与身心障碍分类系统（International Classification of Functioning, Disability and Health，ICF）的架构层面上，更好、更全面地为孩子制订出包括家庭、社区、社会的康复及支持计划。

（刘振寰、赵　勇）

（二）儿童神经内科专业

儿童神经内科属于儿科学亚专科。因为许多疾病会影响到儿童神经发育或表现为神经发育障碍，因此，儿童神经内科专业研究领域除儿童神经系统疾病、儿童神经发育障碍，同时也涉及儿童心理行为疾病、肌肉疾病、遗传代谢性疾病等领域。

1. 什么时候需要看儿童神经内科医生？

对于肢体运动障碍的孩子来讲，除了明确的外伤或其他原因导致的骨关节病变外，大多数肢体运动障碍与神经发育的问题有关。因此，严格来讲，有肢体运动障碍的孩子可以首先考虑看儿童神经内科的医生。

2. 儿童神经内科的医生可以从哪些方面帮助孩子？

（1）明确诊断　从神经系统对运动系统的控制来讲，大脑、小脑、脑干、脊髓、外周神经、神经肌肉接头、肌肉、韧带等各个部位的疾病，都有可能导致孩子在肢体运动方面出现障碍。常见的问题有运动发育迟缓、脑性瘫痪、发育性协调障碍等，这些疾病的诊断比较明确，可以大致判断出孩子远期的发育情况。另外，有些表现为肢体运动障碍的孩子难以在初诊时明确诊断，要儿童神经内科医生通过专业的知识和经验，判断出孩子大概的病性、病位，再进行针对性的检查以帮助明确诊断。明确诊断对一个肢体运动障碍的孩子非常重要，因为不同的疾病有其不同的发展、演变，所采取的治疗方法也不一样，甚至有些疾病是随着年龄的增长逐渐加重的，有些疾病在特定的外在因素作用

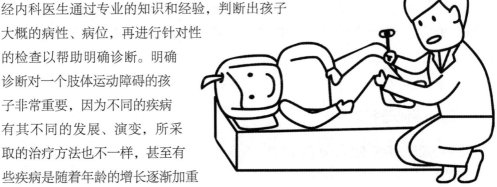

图 5-2　儿童神经内科医师给孩子敲膝腱反射

下会加重病情的进展，这些疾病需要正确的诊断、及时的治疗并避免一些特定的外界因素。此外，还有一些疾病即使能够明确诊断，现代医学也没有有效的治疗方法。有些疾病甚至影响到孩子的生命，这时候家长要正确、理性看待孩子的病情，避免"病急乱投医"的不理智行为，甚至最后造成"人财两空"的结局。

（2）合理治疗　对于一些较为特殊的神经系统疾病导致的孩子肢体运动障碍，仅仅是康复治疗可能是不够的，需要儿童神经内科医生的介入，必要时要配合针对性的药物以促进神经的修复与发育。同时，有些肢体运动障碍的孩子合并有癫痫、睡眠障碍、严重的行为问题等，这些对孩子运动功能的康复造成一定的影响，这时也需要儿童神经内科的医生进行治疗。对于一些代谢性的疾病，还必须要配合饮食疗法，避免摄入加重孩子病情的食物。另外有些疾病，儿童神经内科的医生会转诊孩子到神经外科做进一步的治疗。

3. 家长如何看待和配合儿童神经内科医生的诊治工作？

儿童神经系统的疾病非常复杂，甚至较成人的疾病在诊断、检查、治疗等方面更加困难。主要因为：

（1）许多孩子尚没有描述自己症状的能力，或者对自己的症状描述不清，甚至家长对孩子的发病过程也难以叙述清楚；

（2）有些孩子难以配合医生的检查，每次就诊时的状态不一定完全一致；

（3）孩子仍处于发育过程中，有些疾病难以在较短的时间内就能够判断准确，需要通过较长时间的临观察才能够明确诊断。

这些都为儿童神经内科医生的诊疗工作带来较大的难度。因此，儿童神经内科较成人的神经内科，有时需要更大程度上借助现代的医疗检查手段。如血尿代谢筛查、染色体核型分析、染色体微阵列、全外显子检查，甚至基因层面的检查，磁共振成像（Magnetic Resonance Imaging，MRI）、诱发电位、脑电图、肌电图等，更重要的是进行神经发育评估以明确孩子的运动、认知、语言等功能的发育水平，以避免漏诊、误诊。同时，许多儿童神经系统疾病的治疗需要进行必要的尝试，通过疗效的反馈以选择合理的治疗方案，期间孩子的症状可能会出现反复。这些情况，家长要给予充分的理解和配合。

（刘振寰、赵　勇）

（三）儿童心理行为专业

儿童心理行为问题包含心理和行为两个层面，即心理与行为。分开来讲，心理是人脑对客观现实的反映。行为是泛指人的一切外观活动，是动作和行动的总和，是儿童各年龄阶段相应心理功能发展的综合表现。因为儿童中枢神经系统的发育是心理行为发育的基础，不同年龄阶段又有其特点，并通过运动、语言、认知、社会交往和生活、情感、气质等表现出来。因此，儿童心理与行为的问题不仅涉及儿童心理行为专业，也同时涉及儿童神经科、儿童保健科。随着医学模式正在向医学－心理－社会医学模式发展，国家精神卫生规划中指出，目前我国受到情绪障碍和行为问题困扰的儿童约3000万，各地学龄前儿童心理行为问题的检出率在6%～26%，儿童已被列为重点干预人群，儿童心理行为问题日益受到医学界的重视，许多医院已设立的儿童心理行为专科。

1. 肢体运动障碍儿童的心理行为问题

对于肢体运动障碍的孩子来讲，有一部分可能本身就伴有心理行为的问题，如孤独症的孩子往往伴运动发育的迟缓，多动症的孩子往往伴有发育性协调障碍。另外，肢体运动障碍的孩子因其活动范围、活动方式可能受限，与正常孩子存在差异，久而久之容易出现心理行为方面的问题。因此，从这两个方面讲，有肢体运动障碍的孩子一定要高度重视其心理行为方面的发育情况。

2. 孩子有哪些情况要看儿童心理行为专业的医生

儿童心理行为问题，其表现形式多种多样，家长要善于观察与发现，以便及早地进行干预。儿童心理行为问题主要包括一般心理行为发育问题、常见心理行为发育障碍、精神障碍三个层面。一般心理行为发育问题常见表现为不适当的吸吮行为、咬指（趾）甲、暴怒发作、厌食和偏食、遗尿、口吃、过度依赖、恐惧、退缩行为、冲动行为、屏气发作、睡眠问题、异食癖、拔毛发癖、摩擦癖、适应性问题、拒绝入园、被忽视及受虐待问题等。常见心理行为发育障碍包括有精神发育迟滞、脑瘫、言语和语言障碍、孤独症谱系障碍、喂养障碍、睡眠障碍、分离性焦虑、注意缺陷多动障碍、抽动障碍、对立违抗性障碍、品行障碍、创伤后应激障碍等。精神障碍包括儿童精神分裂症、焦虑症、恐惧症、强迫症、神经性厌食症、贪食症、自伤行为等。以上三个层面可以说从轻到重，家长在发现孩子经常有异于一般儿童的行为表现时，可以考虑看儿童心理行为专业的医生。

3. 如何选择儿童心理行为专业医生

目前在国内，只有较大规模的三甲医院、儿童医院或妇幼保健院才会设立儿童心理行为专科门诊，但许多儿童神经科医生、儿童保健科医生也涉及儿童心理行为专业。因此，如果当地医疗机构未能提供儿童心理行为专科门诊时，也可以看儿童保健科或儿童神经科医生，进行一般的筛查与诊断。对于一般的心理行为问题和常见心理行为发育障碍可以在儿童神经科、儿童保健科、儿童心理行为科进行诊治。如筛查发现有精神障碍，则应转至儿童精神科进行系统诊治，一般在儿童医院及精神病医院会设立儿童精神病专科（图5-3）。

（刘振寰、赵　勇）

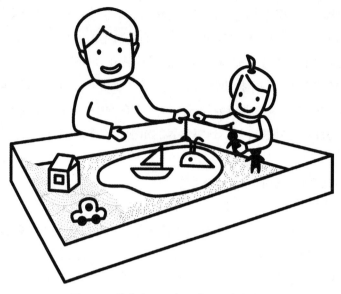

图 5-3 儿童心理医生和孩子玩沙盘游戏

（四）儿童保健专科专业

儿童保健学是儿科学中最具特色的学科之一，属临床医学三级学科。内容涉及临床儿科学、发育儿科学、预防儿科学、社会儿科学等多学科知识。儿童保健学是预防儿科学与临床儿科学在新的生物－心理－社会医学模式下整合的新学科，以预防为主，防治结合，群体保健干预和个体保健服务相结合，关注儿童的整体发展。儿童保健专科的研究内容包括：儿童生长发育的规律及其影响因素、疾病预防技术、儿童疾病康复、环境与儿童健康。因此，广义上讲，儿童保健涵盖了儿童康复专业、儿童心理行为专业。

1. 什么情况下家长应该带肢体运动障碍的孩子去儿童保健科？

（1）发现孩子有肢体运动功能的障碍，可以首选儿童保健科。儿童保健专科的一项主要作用就是评估儿童生长发育状况，其中就包括运动功能的评估，同时还有认知、语言、社交、适应能力等各个方面的评估。通过儿童保健专科的评估，可以初步判断孩子是一过性的运动发育迟缓，还是全面发育迟缓，判断孩子是否可能处于疾病状态（图5-4）。如为一过性的运动发育迟缓，可以进行并指导家长进行早期干预，然后动态观察孩子的运动发育情况。如为全面发育迟缓或可能处于疾病状态，则可以转诊到儿童神经内科或儿童康复科进一步诊治。

（2）孩子体格发育落后或营养不良应首选儿童保健专科。无论对于正常儿童还是对于肢体运动功能障碍的儿童来讲，生长发育是其共同也是最基本的特征。肢体运动障碍的儿童，因其运动功能受限，其体格发育或多或少受到一定的影响，包括身长、体重、营养状况、牙齿发育、骨骼发育等各个方面。因此，定期于儿童保健专科进行体格发育评估是很有必要的。对于体格发育落后的孩子，要进行相关的检查，如血常规、微量元素、骨密度、生长激素、甲状腺功能等，给予家长营养方面的指导，必要时可以配合药物治疗，或转诊到营养专科或内分泌专科进一步诊治。

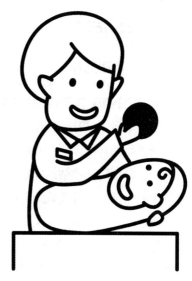

图5-4　儿童保健医生用球逗引孩子进行检查

（3）反复呼吸道或消化道问题，可选择儿童保健科就诊。儿童本身即是弱势群体，肢体运动障碍的儿童更是弱势群体中的弱势群体，更易受到疾病、环境等各种不良因素的影响，体弱儿发生概率更高。许多肢体运动障碍的孩子无法长期及持续开展康复治疗，其中一个较大的因素即是反复呼吸道感染。儿童保健专科的一项重要职能即是预防疾病，通过中西医的保健方法，减少孩子呼吸道及消化道疾病的发生频率。

2. 儿童保健专科就诊时应注意什么？

（1）不同级别医院的儿童保健专科，其诊治范围和职能在客观上讲是存在一定的差别的。一般省市级及经济较发达城市的区级医院儿童保健专科，其诊治范围更广、分类更细，不仅关注儿童体格的发育和常见病的预防，同时关注到儿童运动、智力、语言、社交、行为、情绪等各方面的发育。而经济落后地区的区级医院或乡镇级医院，其儿童保健科更多的关注儿童的体格发育和疾病预防。因此，对于首次发现肢体运动障碍的儿童，家长尽可能带其到级别较高的医院儿童保健科就诊。

（2）笔者在临床工作中发现，因儿童保健医生的诊治水平也客观存在参差不齐的情况，有个别运动发育迟缓的孩子有时会被局限的考虑为"缺钙"，而仅予"补钙"治疗，数月仍不见效。于儿童神经科就诊则发现神经发育问题。因此，对于反复于儿童保健科诊治仍不见效的运动发育迟缓儿童，家长可考虑于儿童神经或儿童康复专科进一步诊治，以免贻误治疗时机。

（刘振寰、赵　勇）

（一）物理治疗

1. 简介物理治疗和小儿物理治疗

根据笔者于 2015 年出版的《物理治疗导论》一书，物理治疗的定义为以实证执业的精神，运用科学理论与方法，评估、分析与改善环境因素、个人因素与健康状况的相互影响，以预防、评估、鉴定、增进或维持个案的身体功能、活动能力与社会参与，并增进个案生活品质等成效的健康服务专业。

物理治疗由于专业分工，针对 18 岁以下族群，次专科是小儿物理治疗。2011 年笔者出版的《小儿物理治疗学》，定义小儿物理治疗是："运用物理治疗的理论、知识与技术，协助儿童及其家庭促进儿童的健康与发展或适应障碍，且让儿童可有适当的社会参与。"

2. 小儿物理治疗的内容

小儿物理治疗学的内容，包括 18 岁前儿童及青少年，目前或未来有知觉动作问题，需运用物理治疗理论、评估、治疗、技术及咨询，以达到以下目的：

（1）儿童层面：促进健康、功能独立、社会参与及预防次发性并发症；

（2）家庭层面：让家长了解儿童知觉动作的障碍与适当的协助方法、让家长参与疗育计划的拟定、让家长具有良好的亲职能力以及应用疗育资源与调适及适应压力的能力。

对于 3 岁以下婴幼儿，小儿物理治疗师常扮演发展治疗师或个案管理员的角色。服务对象包括神经、肌肉骨骼及心肺系统损伤的儿童，尤以发展迟缓（包括发展障碍与高危险群婴幼儿）为主。物理治疗师除关心儿童本身的问题外，更会采取家庭本位方式，不仅有儿童疗育目标，也会有家庭面向目标；不仅关心儿童现有问题，也关心未来可能发生的问题或需要精进的地方，提早进行预防以促进健康的策略。

3. 国际健康功能与身心障碍分类系统在物理治疗的运用

前面所提及物理治疗是"评估、分析与改善环境因素、个人因素与健康情形的相互影响"，真正的精神与内容到底是什么？世界卫生组织所发表的国际健康功能与身心障碍分类系统，儿童的发展和融入社会功能（图中的活动与参与），除了和疾病及和疾病有关的症状相关外，也和孩子所处的环境以及个人的特质有关（图 5-5）。其认为儿童的发展和功能（即图中的活动与参与）除了和疾病及和疾病有关的症状有关外，也和孩子所处的环境以及个人的特质有关。尤其是婴幼儿，家庭环境和他的发展功能有密切关系，因此物理治疗师除了评估儿童的发展外，会与家长一起了解儿童居家的生活作息、儿童在家里或其他常去的地方参加活动的表现以及家长在食衣住行以及游戏上如何帮助或引导儿童，以达到促进活动能力与社会参与的目的。如果儿童已进入幼儿园或中小学，物理治疗师也会到学校，和老师一起合作，了解并协助学生在学校中的教育参与。

对于肢体障碍儿童，重要的环境因素还包括辅助器具、玩具、教材等。辅助器具的运用，请参考第六章"辅助器具的应用"一文。其包含日常生活的饮食用具，以及有特殊开关或软体设计的学习、互动或游戏器具等。

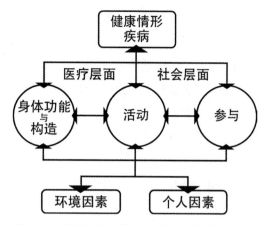

图 5-5　国际健康功能与身心障碍分类系统示意图

过去儿童的发展迟缓都被认为完全是疾病所造成，但最近的研究显示儿童的个人因素，也是影响发展功能重要因素。个人因素包括儿童的喜恶、经验、年龄等等。如果儿童对某些活动的经验是良好的，如果我们提供的活动材料或玩具是他喜欢的，他的动机以及活动参与程度就会增加，会主动持续练习，因此未来发展会比较好，所以物理治疗师也会教导家长就了解儿童个人特质及适应方式。

4. 以脑瘫儿童行走为例简介物理治疗

以下以脑瘫儿童家长最关心的行走问题为例，介绍脑瘫物理治疗中的行走相关训练。对于脑瘫儿童的物理治疗介入，最大目标是希望诱发孩童最好的生活状态，所以在执行物理治疗项目之前，和家长设定适合孩子年龄以及尽可能达到功能独立的目标是最重要的课题。我们常会根据粗大动作功能分类系统，判断孩童在该年龄最佳的粗大动作功能，诱发孩童的动作，以期能达到最佳生活质量（表5-1）。

表5-1　从脑性瘫痪儿大动作功能分类系统看大动作的预后（6~12岁）

阶级	6~12 岁大动作表现
一	行走功能未受到限制，但在高阶的粗大动作（如跑步、跳跃）受限。
二	在室内或短距离行走时不需使用移动辅具，但在户外及社区中行走会受限。
三	在室内或短距离行走时需使用移动辅具，且在户外及社区中行走会受限。
四	自我的移动功能受限，在户外及社区需要他人协助移位或移行时需使用高科技辅具（如电动轮椅）
五	自我的移动功能极度受限，大部分即使使用高科技辅具仍有限制。

* 注：各阶段的孩童约在五岁前，大动作功能发展会日趋平缓。阶级数越大者（如阶级五），粗大动作功能发展曲线越早趋于平缓。

文献显示，能够直立起来行走的孩童在自我人格的建立多为正向肯定的。由于脑瘫儿童缺乏足够的行走经验、肌肉力量控制与平衡反应，物理治疗师会依据受损部分、严重程度和生活场域给予不同的移行辅具或支架来教导孩童有自主的移动能力，使其可参与日常生活的活动。例如教导使用适当的步行类辅具，如后拉使用型助行器（详见第六章"辅助器具的应用"附图）或是前臂拐，增加行走的效率；建议穿着踝足支架以避免因为高张力的踝关节跖曲肌而导致踮脚尖的步态。家长千万不要以为只有会走之后，才开始行走训练。此外，对于未来可能无法行走的孩子，早日练习使用电动轮椅，是将来孩子能独立生活以及参与社会的关键。

（廖华芳、刘香吟）

（二）作业治疗

1. 什么是作业治疗

作业治疗是医疗专业之一，作业治疗的起源是基于作业活动对人类的重要性而产生，"作业"是指在时间、物理、社会文化的情境中所做的事，代表着人们生活大致样貌的各项工作、游戏或日常生活活动。简单来说，也就是人们想做及必须要做的每日活动。2017年恰好是美国作业治疗学会100周年，作业治疗在医疗团队中算是一个年轻的专业。在18世纪末道德治疗的年代，作业治疗师协助精神障碍患者安排生活，提供工作、休息及娱乐的平衡生活，改变精神障碍患者每天所做的事后，发现他们的症状与情绪都稳定许多。到了第一次世界大战，医学科学兴起，战后大量的伤患需要医疗，特别是有效医疗照顾，当时作业治疗致力于发展实务的科学基础，着重于患者的疾病与障碍的照顾，透过有目的的活动，让患者恢复受损的能力，而无法完全恢复的患者则教导调适策略，来促进生活功能。而今日，作业治疗专业则是本着作业活动对个人健康的意义与重要性，重拾对个人的作业及生活参与的关心，通过提升个案作业参与机会，促进她恢复作业角色，重拾健康与安适感。

2. 从作业治疗看儿童发展

从作业治疗的观点看待儿童发展，会特别着重在孩童参与日常作业活动的经验，尤其是孩子在成长过程的各种参与机会。孩童在参与时必须整合自身的各项发展能力，适应情境的变化，不同的发展能力间彼此配合，而随着参与活动过程中的不同挑战与刺激，孩子有了激发潜力、达到自我满足的机会，或是适应环境的期待，也会促使孩童不断地发展。孩童从参与不同日常活动的过程中，不断学习解决问题，积累面对挑战的适应力，渐渐感受自己有能力驾驭环境，进而更想探索环境。当孩童参与日常作业活动的正面经验越多时，将更乐于投入各式各样的日常作业活动，多元的探索可开发出更多的能力与潜力。如果因为身心功能障碍或环境受到限制，无法参与日常作业活动，发展与学习极可能受到影响。

3. 发育迟缓与作业治疗

发育迟缓或发展障碍，是指孩子在动作、语言或概念理解等方面的发展，比同年龄的孩子明显落后，这些都会影响孩子的生活参与。例如动作迟缓的孩子可能影响其探索环境的范围与自身能力感的建立；认知迟缓的孩子可能影响探索的动机以及从经验中学习的能力，也难以感受到成功驾驭、操作玩具的乐趣与成就感。所以也经常看到，这些孩子以捣蛋为乐，因为"大人"就是他容易操作的玩具。

从医学的观点来看，这些孩子需要接受康复来教导他们该会的技巧，有时候康复的疗程长达多年。然而孩子每天迫切的生活经验与感受却是依赖与挫折的，长期影响着家长与孩子的生活安排与生活品质。换个角度，从作业治疗的观点，不论一个人的能力如何，只要环境及活动的要求与个人的能力相契合，即可以有参与作业活动的机会，获得成就感。因此，作业治疗师分析孩子日常所从事的作业活动，即可了解其身心功能的成熟度，以及环境的限制或支持。在治疗策略上，作业治疗师深信每个孩子都爱玩，也都要能享受游戏的乐趣，治疗师会配合孩子的能力，运用活动改变、环境调整以及辅具设计等专业技巧，提供环境的支持，先弥补孩子能力的不足，让他可以从事感兴趣的作业活动，再于活动参与中运用活动设计的技巧，配合孩子的发展与学习潜能，于活动中设计适当的挑战，逐步提高孩子各方面的能力。

因此，作业治疗的主要目标是促进孩童各种参与日常活动的机会，及早帮助孩子与参与日常作业活动，不只可以开发孩子的潜能，更能够让孩子有一个快乐满足的童年生活（图5-6）。

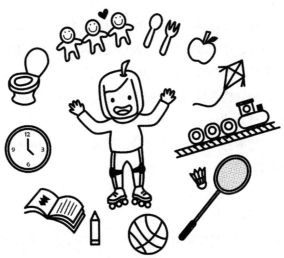

图5-6 孩童透过参与各种日常活动，学习生活事务并认识自己的能力，享受童年的乐趣。

（萧小菁）

（三）语言治疗

对于孩子的语言问题，越早进行评估与诊断，可越早排除危险因素，使得影响孩子语言发展的范围降至最低。一般而言，10个月左右甚至更早的幼儿即可进行语言发展评估与介入，如果能早期进行，把握孩子语言治疗的先机，可以让孩子得到适时的帮助。孩子接受评估之后语言治疗师可以提供那些专业的帮助。

1. 语言治疗的服务对象

语言治疗的服务对象包括：

（1）声音异常：说话声音异于常人，包括音调、音质、音量的不正常，最常见的疾病有声带结节、声带息肉、喉炎等。

（2）构音异常：说话的语音不正确或不清楚，如俗语所谓的"大舌头""臭乳呆"等。

（3）吞咽障碍：口腔期的口部和舌头的动作与协调问题，如嘴唇不能紧闭、婴儿吸吮动作的障碍、不能有效咀嚼（牙齿问题非主要原因）、食物咀嚼后没有办法带到咽喉等；或咽喉期的反射动作迟缓如吃东西时常常噎到、感觉吞不下。

（4）语言发展迟缓：整个语言发展过程较一般儿童迟缓，对语言理解和口语表达都有障碍，多半因神经障碍、情绪障碍、环境等因素所造成，如智能障碍、孤独症倾向、唐氏症等。

（5）口吃：说话节律出现问题，无法达成流畅的言语沟通，因而出现说话结结巴巴的现象。

（6）听力障碍：儿童若无法听到声音，或只听到部分声音，运用声音及构音器官来学正确的言语就会有困难，语言理解和口语表达能力都可能受到影响。

（7）脑瘫：因为脑部动作神经受损，造成无法正常地控制肌肉活动与协调，尤其是唇、舌等口腔器官，以致有构音异常或吞咽障碍的现象。有些患者无法用口语表达，治疗师会协助发展其他沟通方式。

（8）唇腭裂：即口腔唇腭部位呈现有裂缝，以致造成构音困难及鼻音过重。

2. 语言治疗的内容

语言治疗的内容包括：

（1）口腔功能技巧训练

婴幼儿时期口腔动作训练是重要的。如果你的孩子有说话不清楚，口腔动作发展不良可能是其中一个重要的原因。所以，3岁之前的孩子口腔动作技巧的训练也是很重要的，包括吸吮、咀嚼、吹气、口腔轮替等动作训练。请参考本书第六章家庭康复中的"五种运动：灵活孩子的樱桃小嘴"。

（2）吞咽治疗（喂食训练）

1岁之前的孩子"能不能吃""吃得好不好""吃的安不安全"对孩子来说很重要，治疗师评估之后会根据孩子吞咽困难的原因，利用改变食物材质、喂食量及喂食姿势的技巧来训练孩子，让孩子能吃得安全也能吃得健康。

（3）认知训练

认知能力、注意力皆是语言获得的学习基础，透过活动设计及游戏让孩子学到各样学习语言的基本能力及策略技巧。例如物体恒存、相同及相关配对、分类概念、抽象概念、沟通符号学习及逻辑推理。

（4）听觉理解训练

听觉理解是学习语言的根基。婴儿一出生即必须具有听到声音的功能，接着才能发展出听辨能力及听懂的能力。语言治疗师会训练孩子对环境声音的辨识、词汇概念的学习、句子的理解及听故事的能力。

（5）口语表达训练

治疗师会使用教具、绘本及自然的游戏情境方式扩展儿童的认知及词汇量，并根据孩子的能力及需求从发声游戏、仿说，到引导孩子说话的动机及训练孩子主动回答问题及问问题和描述事件、说故事等。

（6）构音训练

治疗师会利用工具或手法技巧训练口腔动作，利用发音游戏矫正孩子说不清楚的音，并建立孩子正确的发音方式（图5-7）。

（7）语畅训练

语畅训练的对象即所谓的口吃的儿童，口吃又称"结巴"。口吃现象大多发生在2～4岁左右的儿童。据统计，约有10%的儿童曾一度发生

图5-7 治疗师利用图卡训练孩子指认辨识，增加孩子的对符号的认知及词汇概念。

过口吃，但其中50%～80%的儿童不经治疗也会自己恢复，这被称之为"原发性口吃现象"。如果6岁之后未见改善，就要寻求语言治疗师的协助。在学龄前儿童当中，男童口吃的比例是女童的2倍。治疗师会先评估孩子的症状、原因及严重度，再依孩子口吃发生的原因给予适当的建议及训练技巧。

（8）社交沟通互动技巧训练

治疗师会制造自然的沟通情境诱发儿童的沟通动机。教导儿童使用适当的沟通方法，建立儿童正确的沟通互动方式。安排同伴团体互动，发展儿童正向且具有功能性的社会互动技巧。

（9）沟通辅具应用训练

包括沟通辅具评估、选用适合的辅具（模型、照片、图片、语音沟通辅具）、合宜的沟通语汇及适用的版面设计和正确的教学策略的应用。

综合上述治疗项目，语言治疗除了让孩子能开口说话之外，还包括要说得清楚、说得好听。当孩子学会说话之后，还要训练他如何利用说话和他人产生有效的互动进而达到自己的目的。然而，有些孩子想和他人沟通却无法使用最直接的口语时，治疗师也会应用一些沟通用品，让这一群无法用口语好好说话的孩子，透过设计好的沟通媒介和外界沟通，让孩子的沟通无障碍。

（陈美慧）

（四）临床心理服务

1．临床心理服务内容

在儿童早期干预服务中，临床心理师是团队重要的成员。于社会服务层面，临床心理师参与医疗、教育、健保、社会福利等政策的拟定与推动，设法排除家庭与社会文化的不利因素，创造有利于孩子发展的环境。于个别服务层面，临床心理师执行心理评估、协助鉴别诊断、拟定治疗计划并提供咨询，增强家长了解、接纳儿童及接受干预的动机。

2．心理测验

谈到"心理衡鉴"，可能会让人联想到心理测验，临床心理师所采用标准规格与实施方式的客观评量工具，即是"心理测验"。

（1）发展测验：评量儿童能力表现是否达到其年龄应有的发展水准。

（2）智力测验：评量常识、算术、空间概念、推理与问题解决等认知能力，了解学习特质。

（3）神经心理测验：包含动作、知觉、语言、记忆、注意力、执行能力等方面的评量，分析因大脑功能异常造成的认知与情绪行为变化。

（4）气质、性格、行为或症状评量：包括注意力、活动量、情绪表达与控制、对环境的觉察与兴趣、人际互动等方面的评估。

然而，心理衡鉴并不只局限于"心理测验"，还包括会谈、行为观察、背景资料的搜集等讯息来源，以便完整了解儿童的出生与发展史、生活环境、照顾者教养观念、家庭互动、家长的期待与心理需求等，进一步理清影响儿童发展的问题所在。

透过心理衡鉴可以找出孩子的优势能力，增加学习或后续治疗的着力点（图5-8）。然而我们不能只以分数作为唯一标准来评价孩子，孩子的行为是先天生理潜能与后天环境学习交互作用的结果，任一部分出了问题都可能干扰正常的发展。有些孩子"先天不足"，的确不好带，但年幼的孩子可塑性较高，家长若能有所了解，并积极干预，就可避免"后天失调"，减轻未来障碍的程度。

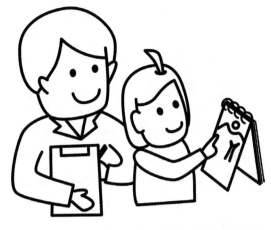

图5-8 临床心理师透过心理衡鉴了解孩子能力的优弱势与性格特性，找出学习或后续治疗的着力点。

3. 临床心理师介入内容

临床心理师依据个别儿童及其家庭不同的需求，拟订心理治疗计划，以利促进儿童发展、提升情绪行为调节能力及环境适应力，秉持以家庭为中心的治疗理念，协助家长增进亲职效能、促进亲子间正向情感交流、改善家庭互动关系。治疗进行的方式，依据案主不同的问题类型，以及临床心理师专长的治疗取向，会采用不同的介入模式，以个别治疗或团体治疗的方式进行，例如心理分析与动力取向的治疗、儿童游戏治疗、行为治疗、认知行为治疗等，也可以针对孩子的学习困难或生活适应上的需要，提供认知训练、注意力训练、社交技巧训练等。对于有特殊心理行为障碍的儿童，如自闭症儿童、多动症儿童，目前相关治疗方式已积累不少实证研究。如自闭症的丹佛早期干预模式，若能持续接受适当的治疗，亦有助于改善孩子的情绪行为困扰，促进生活适应功能的提升。

在医疗领域中，临床心理师相对于其他专业人员是少数，但落实儿童全人医疗照护（身体－心理－社会－灵性），临床心理服务绝对是不容忽视的一环。家长可寻求相关心理服务资源，或是通过医师介绍临床心理师。

（张丽满）

（五）特殊教育

1. 世界特殊教育的趋势

世界特殊教育的趋势，已由隔离、推展正常化、回归主流、重视教育均权到目前强调参与的融合教育。在此浪潮下，许多特殊学校的学生，得以回归到普通公立学校，特殊教育班级的学生也逐渐融入普通班就读。为确保孩子在各个受教育的过程，受到各种专业整合性的服务，各国法规无不致力于提供每位特殊儿童零拒绝且免费、公平的待遇，强调在自然情境给予儿童最少限制及可就近接受教育的机会。同时提供支持并鼓励家长参与，重视家长对特殊幼儿需求的优先选择，务必使介入方式能与家庭的作息结合，嵌入课堂作息当中，让孩子在自然情境中获得优质的融合教育，进而发展出适应未来社会及独立生活的能力。

各国的特殊教育法规定其教育主管机构，提供残疾幼儿接受特殊教育义务服务的年龄，及依据残疾幼儿的个别差异，应该提供个别化教育与介入策略。规定特殊教育课程内容必须有弹性，顾及特殊孩子的功能性及适应性。服务的模式，不再只以专家或中心（机构）为主，进行刺激与医疗矫治，逐渐转变成以家庭为中心，透过赋权增加家长本身的能力，保障父母参与，重视儿童的优势并提供支持，特殊教育已向以社区为据点的融合参与模式发展。

2．大陆特殊教育的推动与服务

（1）历史

中国于2014年启动"特殊教育提升计划"，使残疾者的受教权获得更好的保障。根据中国全国人民代表大会常务委员会于2008年颁布的《中华人民共和国残疾人保障法》第2条：残疾人是指心理、生理、人体结构上，某种组织、功能丧失或者不正常，全部或者部分丧失以正常方式从事某种活动的能力。

（2）残疾类别

残疾类别，共分为以下八种类别：

1）视力残疾

2）听力残疾

3）言语残疾

4）肢体残疾

5）智力残疾

6）精神残疾

7）多重残疾

8）其他残疾

（3）流程

特殊儿童的鉴定由医院进行，分类后再向当地的残疾人联合会申请残疾人证，接受相关的福利政策。许多疾病已开办有特殊教育的机构，但是身体病弱、学习障碍等部分症状相对较轻疾病尚未列入特殊教育的服务范围。因此，在残疾的分类及鉴定方面，仍需更多教育相关专业人员投入和参与，以便更多残疾幼儿及早获得教育。

（4）特殊幼儿教育安置

1）学前教育方面，特殊幼儿就读的选择有：

①残障幼儿教育机构

②普通幼儿教育机构

③残障儿童福利机构

④残障儿童康复机构

⑤普通小学的学前班

⑥少年特殊教育学校的学前班

2）小学以上义务教育常见的安置形态，则包括：

①特殊学校：师资力量和办学条件教好，可分寄宿制和走读制两种；

②特殊班；

③混合就读：按学区当作正常儿童招收入学普通班；

④职业学校。

3. 台湾特殊教育的推动与服务

（1）历史

台湾自1984年颁布特殊教育法，成为推动特殊教育最重要的依据，历经多次修订。于2013年再度修订，将特殊教育服务年龄下修至2岁，使2岁以上的特殊幼儿皆可优先接受公、私立及非营利幼儿园所提供教育的服务，无须等到正式入学的年龄，是一种强制但不强迫的学前教育。此次修法也把高等教育列为特殊教育实施的阶段，进一步规范高等教育应提供残疾学生的相关服务方案。

有别于过去特殊教育强调分类，容易造成残疾儿童被标签、受到歧视，现在台湾的特殊教育班逐渐改变为"不分类的特教班"。幼托整合之后，学前特殊教育与普通融合教育合而为一，伴随辅助科技的应用，残疾幼儿被安置在普通班的比例也越来越高。学前融合教育服务的对象，主要包括"残疾"（即出生时有明显障碍并可确定障碍类别）与"发展迟缓"（即障碍类别无法确定，因不明原因有发展落后）的幼儿。

（2）特殊教育服务流程和学生的类别

特殊教育学生透过鉴定安置辅导委员会，聘请卫生及有关机关代表、相关专业人员及学生家长代表为委员处理鉴定、安置与辅导事宜，得以提供个性化教育计划、转衔服务及各项补助。特殊教育学生从学前、小学、中学到大学，依其障碍程度（轻、中或重度），可以获得不同的教育安置及服务，达到充分就学、适性发展潜能的目标。

目前台湾残疾儿童经过鉴定，可接受个性化的特殊教育服务的类别，有以下十三种：

1）智力障碍

2）视力障碍

3）听力障碍

4）语言障碍

5）肢体障碍

6）脑瘫

7）身体病弱

8）情绪行为障碍

9）学习障碍

10）多重障碍

11）自闭症

12）发展迟缓

13）其他障碍

特殊教育则涵盖前12类，再加上超常智力（本书不作讨论）。

（3）特殊教育的专业团队

有特殊需要的幼儿就读幼儿园，巡回辅导老师在每一个学期初，同家长与跨专业团队人员一起召开个别化教育的会议，家长可表达对幼儿学习的优先顺序，解决孩子在各领域的问题，让孩子更顺利融入学校的生活作息。家长除了与日常接触的幼儿园教保员或特殊教育老师合作外，还要与专业团队及主要服务者建立良好的伙伴关系，适时提出自己对幼儿学习的需求，增强自己亲职能力，才能促进孩子的学习。这些专业团队成员，包括：

1）物理治疗师

2）作业治疗师

3）语言治疗师

4）听力师

5）特殊教育老师

6）教师助理员

7）社工师

8）心理师或辅导人员等

到了上学的年龄，为让孩子能顺利地从幼儿园过渡到小学就读，及以后的求学阶段，父母亲或主要照顾者，须与专业团队成员一起帮忙孩子，方能顺利完成"过渡"，其包括协助老师帮助孩子融入学校的生活作息，解决孩子在各领域学习或面临的问题，将成效落实"教育即生活"中（图5-9）。

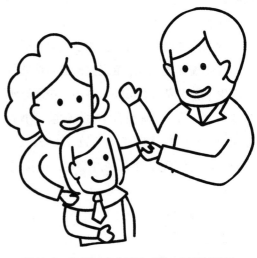

图5-9　家长与专业团队成员一起帮忙孩子

（4）特殊教育的安置

台湾目前特殊需要学生安置的形态，包括：

1）普通班：全时制在普通班就读，有巡回老师提供协助；

2）资源班：部分时间提供特殊教育服务，其余大部分时间与普通学生一起就读；

3）部分时间制的特殊班；

4）全时制特殊班；

5）特殊教育学校：有智障类、听障类、视障类、肢障类及不分类的特殊学校，学生可全时在特殊教育学校上课；

6）机构附设特殊班；

7）在家教育。

依据不同障碍级别及障碍程度，特殊教育的时间及比例会有所不同。

（苏慧菁）

（六）音乐治疗

1. 西方音乐治疗

（1）简介

音乐治疗在西方已成为一门学科，在大学培养专业人才已有 70 年的时间。这需求源自于适应第二次世界大战的无数伤兵，由医护人员、音乐演奏家和音乐教育学者合作，转移伤员对疼痛的注意力，支持情感的安慰以及支持医护人员人力不足的需求。战争结束后，相关人士将音乐治疗的服务对象转移到身心障碍人士，因而设立音乐治疗系/组，其中以美、英为首，开启西方各国培训音乐治疗专业人员新的一页。

音乐治疗施行前的评估，通常以听、唱、敲、念、弹等音乐活动来了解患者现有实际身体功能、理解程度、沟通能力、情绪表达和社交互动的心理状态。例如，敲鼓动作显示是否有肌肉张力与动作控制的问题；节奏和旋律模仿则透露儿童听觉讯息处理和记忆是否有异；随音乐起舞的律动中就展现儿童的冲动性控制与协调性发展；发声/念儿诗/歌唱可了解儿童的沟通表达状态是否需要协助；即兴创作中可看出儿童的音乐创造性及自信心低或情绪困难抒发等隐性潜意识心理问题。因此音乐治疗可以帮助肢体障碍儿童达到肢体康复的动机、持续性、流畅性与整合性，以及增强儿童的自信心等心理因素。

（2）学派

早期音乐治疗的理论依据包括心理学各学派、音乐教育各音乐教学法，近年则采用生物医学观点，作为西方训练音乐治疗师的依据与临床执行方法。由于篇幅所限，本文仅介绍具人文情怀与科学精神的两种学派。

1）诺多夫－罗宾音乐治疗法

该方法自 1959 年发展至今，重视人文关怀，早期是由作曲家诺多夫和特教老师罗宾共同合作进行"主动性音乐治疗"，其中一位提供现场音乐，另一位带领儿童进行音乐活动参与，以儿童动作或声音反应为主，治疗师以钢琴或吉他即兴方式呼应儿童因音乐而表现出的音乐行为。该学派的理念是主张每个人都是一个"音乐小孩"，音乐作为媒介，采用自由表达的方式，鼓励创造、增加自信及与自我实现为目的。纪录方法为记述性。

2）神经音乐治疗学派

该法以音乐是如何影响大脑功能为依据，也就是音乐生物学。施行时音乐治疗师以理论科学媒介模式，来规划并检验介入的合理性与实用性。该学派从科学的角度，认为人接受声音／音乐刺激后产生的音乐感知，在生理和心理历程中和认知、言语、语言、动作控制及情绪有关联。因此强调针对某特定问题，需有相对的明确治疗手法与流程，方法多达十多种。例如针对感觉动作技巧的节奏听觉刺激和治疗性乐器敲打等；针对沟通言语技巧的声音语调治疗和口部动作与呼吸练习；针对认知技巧的音乐注意力控制训练。纪录方法为数据性，较受以科学性数据验证疗效人士的欢迎。

3）其他学派

此外，尚有采自心理学领域的行为学派或行为修正学派。适合帮助说话不流畅个案的旋律语调法、讲求治疗时客体关系并由治疗师对于个案的行为诠释与现实的事实的心理动力学派、从音乐教育领域中各类音乐教学法扩展运用到特殊儿童，如多感官开发的奥福教学法、着重以肢体来感受节奏学习的达克罗士音乐律动、以歌唱为出发的柯达依音乐教学法等，音乐治疗师依治疗哲学与专长而采用适合的方法。

（3）音乐治疗师提供讯息

接受音乐治疗时，无论是哪一学派，应该从音乐治疗师获得下列重要信息：

1）肢障儿童的听觉强项

肢障儿童通常因大脑掌管动作执行区域受伤或缺氧的原因，儿童展现的音乐潜力强项不是在乐器操作，而是音乐听辨、听记，甚至是创造力或音乐赏析美感的选择。因此家长需要音乐治疗师协助，增强并开发肢体障碍儿童的音乐潜力，并且借此增加其自信心与参与活动的动机。

2）肢障儿童听觉或听知觉问题

由于胎儿出生前后已具备听的能力，随着出生后视觉逐渐发展成熟，视觉学习会超越听觉学习成为主要学习能力。因此音乐治疗评估时，治疗师需要父母提供儿童听取声音与音乐的能力，以了解儿童是否出现有听到却不理人、听到却没听懂、听到却常常漏掉一些声音信息的情况。因为听到声音有困难是听觉器官问题，无法了解声音信息是听知觉神经性问题。经评估后找出问题，再提供适当的音乐听力训练，对儿童才有帮助。

3）音乐治疗活动的康复性

音乐治疗协助肢障儿童的是动作康复进行中与动作相关的：

①引发参与动机；

②培养音乐听能的时间、速度和音高感知能力；

③转移操作动作时的疼痛注意力或延长容忍力；

④增加活动趣味性，也就是在具丰富音乐声响、节奏时长及音乐旋律的音乐治疗环境中，启发并训练儿童对速度的感觉与控制，进而转移到对呼吸、发声表达、物品操作、走路等康复动作，不致因重复性练习而降低意愿。

4）音乐治疗的心理支持性

肢障儿童除外在肢体康复外，内在的沟通意愿、情绪宣泄与情感表达也不可忽略。例如：低张力肢障儿童困难以口语完全表达，音乐治疗可协助其做声音、乐器或歌曲等的互动沟通音乐游戏，也可作听觉分辨、指认、选择等认知能力。另外，音乐聆听或音乐创作传达内在心理状态，歌曲的提供也需适合儿童的心理年龄，尽可能提供正向、愉悦的音乐心理支持环境。

肢体障碍儿童在音乐治疗中除了进行音乐听力训练外，也借助乐器操作诱发其参与活动动机，以及动作控制的速度性与节奏性训练（图5-10）。

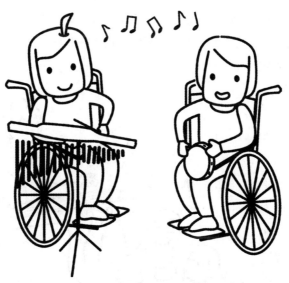

图5-10　肢体障碍孩童在音乐治疗中除了进行音乐听力训练外，也借助乐器操作诱发其参与活动动机，以及动作控制的速度性与节奏性训练

（张乃文）

2．东方音乐治疗

（1）简介

音乐治疗自20世纪80年代传入中国，在中国仅有30多年的发展历程。由于大多数音乐治疗师是从西方学习音乐治疗技术后归国，在音乐治疗中很大一部分惯用西洋音乐。然而，中华民族五千年历史铸就了我们自己丰富的音乐文化，其中所蕴含的思想及意蕴，不是其他民族的音乐能够替代的。同时，我国古代文献中早已有许多关于音乐对人身心健康影响的史料记载，这可以追溯到春秋战国时期，其中以《乐记》的音乐理论和《内经》的五音学说为代表，形成早期中医音乐疗法的思想体系。

音乐治疗中仅采用西洋音乐不一定完全适合东方人对音乐的理解与吸纳，尤其是对婴幼儿来讲，可能有些孩子在潜意识中较难接受西方的音乐。如临床上，我们以前多采用莫扎特的音乐对婴儿进行早期智力开发，但部分孩子在聆听过程中表现出烦躁的情绪，而换为传统的五行音乐后，其情绪稳定并表现出用心聆听的表情。

（2）中医五行音乐

在中国传统音乐治疗中，最具代表性并形成完整体系的是中医五行音乐。《内经》中就已把"五音"和"五行"相联系，认为根据传统音乐的音韵而形成的五音（角、徵、宫、商、羽）归属于五行（木、火、土、金、水），并与五志（即五种基本情绪：怒、喜、思、悲、恐）相联系，针对不同病症，可调整五脏（肝、心、脾、肺、肾）的功能，从而治疗多种疾病。传统的五行音乐使儿童情绪稳定并表现出用心聆听的表情（图5-11）。

1）宫调式：乐曲的风格主要是悠扬沉静、温厚庄重，给人以浓重厚实的感觉。根据五音通五脏的理论，宫音入脾，对脾胃系统作用比较明显，可促进消化滋补气血、旺盛食欲，同时能够安定情绪，稳定神经系统。代表曲目有：《梅花三弄》《高山》《流水》《阳春》等。

2）商调式：商调式的风格铿锵有力，高亢悲壮，肃劲嘹亮。听商调音乐，可以增强肌体抗御疾病的能力。商音入肺，可以加强呼吸系统的功能，改善肺气不足的状况。代

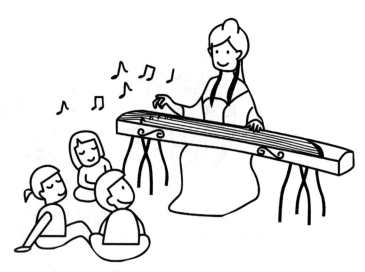

图5-11　患儿聆听古琴乐曲

表曲目有：《慨古吟》《长清》《鹤鸣九皋》《白雪》等。

3）角调式：角调式乐曲悠扬，生机勃勃，象征春天万木皆绿，角音入肝，对情绪抑郁、唉声叹气、闷闷不乐等症状作用尤佳。代表曲目：《列子御风》《庄周梦蝶》等。

4）徵调式：徵调的风格欢快，轻松活泼，像火一样升腾，具有炎上的特性。徵调入心，对心血管的功能具有促进作用，对血脉瘀阻的各种心血管疾病疗效显著。代表曲目：《山居吟》《文王操》《樵歌》《渔歌》等。

5）羽调式：羽调式清幽柔和，哀婉，如水之微澜。羽声入肾，故可以增强肾的功能，滋补肾精，有益于阴虚火旺、肾精亏损、心火亢盛而出现的各种症状，如耳鸣、失眠、多梦等。肾精有补髓生脑之功，故羽调式的乐曲有益智健脑的作用。代表曲目：《乌夜啼》《稚朝飞》等。

（3）治疗方式

在治疗方式上，我们先要让中医医生对孩子进行中医辨证，然后根据辨证结果选择适当的曲调。如对于痉挛型脑瘫的孩子，中医辨证往往属于肝强脾弱型，故应选择的曲调应以角音与宫音为主，以达到疏肝健脾的作用。

实际应用上，我们可以选择聆听法与体感音乐治疗。

1）聆听法：聆听法不受场地与设备的限制，非常易于操作。方法主要是让孩子处于安静的环境和舒适的体位，用音质较好的音响播放选择的曲目，每次20～30分钟，每天的聆听次数可以达到6～8次。如白天播放音乐，音量控制在50分贝左右为宜，孩子睡觉前可调整至40分贝左右，这是最适合于人体功能的音量。一般来讲，催眠、镇静情绪的音乐，音量可稍小些，温和、舒畅的乐曲，音量中等，约50～55分贝，总的原则是让孩子听到音乐后不产生烦躁情绪，出现轻松舒适的感觉。对于情绪容易紧张或肌张力增高的孩子，辨证选择适当的曲目进行聆听，有非常好的放松作用。

2）体感音乐治疗：体感音乐治疗是让将孩子仰卧在体感音乐治疗床上，通过特殊设备，将音乐中的低频部分滤出，通过转换装置传送到体感音乐床上产生与音乐同步的振动，作用于人体。体感音乐振动的频率在16～150赫兹之间，振幅在数百至数千微米之间。这种物理作用对于打通脑部血管和微循环通道，改善脑组织供血，增强脑细胞活性与膜的通透性有显著效果，有利于细胞膜内外物质交换和细胞再生等，具有非常重要的临床意义。笔者所在的康复团队通过多年的研究，发现脑瘫患儿在体感音乐振动的刺激下，很快感觉到身心的愉悦，肢体逐渐从痉挛紧张状态放松下来，从而达到降低肌张力的目的。而且这种愉快的体验，比起其他物理治疗或作业疗法更容易接受。同时研究中发现，我们辨证的选用中医五行音乐，如角音、宫音，更易让患儿接受，临床降低肌张力效果明显。另外，有研究表明该疗法可使脑瘫患儿的肌电下降、皮温升高、血容量增加、脑电反应 α 波增多，并使血压、呼吸、脉搏等趋于平稳，人的内稳态恢复，肌张力也得到有效缓解。

总之，无论是聆听还是体感音乐治疗，中国传统的音乐，尤其是中医五行音乐，对于肢体运动障碍的孩子有非常好的缓解紧张情绪、放松肌肉张力的作用。该疗法简单、易用、安全、有效，且无副作用。家长在中医医生的指导下，可以放心使用。

（刘振寰、赵　勇）

（七）社会工作

1. 社会工作专业简介

提供早期儿童康复服务的专业团队中，有一种专业人员虽没有直接提供康复服务，但是与你的关系却非常密切，他们就是社会工作者。社会工作者并不是义工，所谓"义工"是指一种发自内心、出自个人意愿所从事的义务性助人工作，通常不要求具备专业背景，是在社会支持不足情况下的一个助力。至于"社会工作者"，指的是学有专精，必须采用专业方法和技巧协助有需要的人解决问题及满足需求，以提升生活品质、促进福祉为目标。目前社会工作者也已经有专业认证制度，必须具备"社会工作师"资质才被认可有足够的专业能力加入此行业。本文让你认识与你同行的好伙伴——社会工作者。

近几年早期儿童康复强调"以家庭为中心"，重视家长的参与。其实社会工作从 20世纪初开始发展专业化时，就一直将"以家庭为中心"视为重要的工作理念。社会工作者提供服务时，会同时关注个人和家庭，了解个人问题和家庭之间的相互影响，服务的重点也会针对个人和家庭提供全面性、支持性的关心与帮助（图 5-12）。

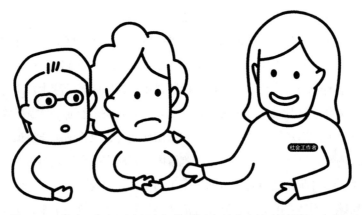

图 5-12　社会工作者通过会谈方式提供家长情绪支持、协助处理家庭问题及联结各项社会资源，目的在指导家长为孩子营造稳定的疗育环境

2. 社会工作的内容

以下是社会工作者在早期儿童康复团队所担负的主要工作内容：

（1）评估儿童及家庭的需求，并提供家庭支持性服务

从孩子出现问题、接受诊断及开始康复的过程中，家长就会面临层出不穷的挑战，必须解决随时而来的问题。也因为孩子有一些特殊的需要，家庭连带也会衍生一些特殊的需求，譬如家长需要获得孩子问题相关的资讯及可利用的各项资源信息、学习适当的照顾及教养方式、维持家庭生活的稳定性、顺利做好心理调适、有能力成为专业团队的伙伴等。这些特殊需求能够顺利解决之后，整个家庭自然能在配备齐全的情况下参与孩子的早期康复工作。反之，假如这些需要没有获得解决，可能就会成为干扰孩子顺利接受疗育的重大因素，这样不只影响到孩子疗育的稳定性，疗育的成效也会打折扣。

社会工作者会针对这个议题，借着与家长面谈或家访的方式，对于家庭有一个整体的了解（图5-12），不只了解孩子在疗育上的需要，也要了解整个家庭以及个别家人在参与疗育过程中的需要及困难。再根据这些评估的结果提供各项家庭支持性服务，譬如情绪支持及心理辅导、联络各项需要的资源、促进家人之间的沟通及互动关系、举办亲职相关课程以利家长学习、安排孩子的转诊需要等。透过这些服务，让家长更有信心且更有能力参与孩子的疗育，同时提升家庭功能并维持家庭的生活品质。

（2）服务协调与资源管理

早期康复系统为了适应孩子及家庭的不同需要，康复的资源包罗万象，非常多元，从医疗、社会到教育，横跨不同领域和专业。家长进入这个服务系统时常会感到困惑，究竟哪种疗育机构最适合我的孩子？我要如何认识这些机构？如何申请才能得到这项服务？这些疑问让家长在面对选择决定时常感到不安且犹豫不决，生怕一个错误的决定就会耽误到孩子的学习及成长机会。

社会工作者的另一个工作任务就是担任串联的角色，帮助家长和各种资源之间、家长和专业人员之间以及不同资源之间能够适当串联在一起。为家长的需求找到适合且恰当的服务资源，协调家长和孩子接受各项服务，从而避免重复使用相似的服务而浪费时间及金钱，也避免不同服务之间有相互矛盾而产生不利的结果。社会工作者能够为家长建构一个具有可行性的资源网络系统，帮助家长认识各项资源，这些资讯有利于家长做出最好的决定，并引领家长完成申请程序而顺利获得真正需要的服务资源。

（3）权益倡导

身为家长，你一定希望政府能为孩子提供最完善的服务系统，让孩子能在最好的环境当中努力学习。当你在亲身体验之后，一定对当前的政策和制度及服务网络的建构有很多切身的体会，可以提出许多针对当前服务系统的具体建议。（社会工作者可以陪同家长一起维护家长的孩子和家庭的权益，以具体行动透过一些倡议来捍卫自己的权益。而这也正是展现家长从受助者提升到助人者、甚至倡导者的成长之路！）

家长认识了社会工作者能为你做什么之后，希望家长在有需要时可以主动表达，让

社会工作者有机会跟你一起工作，陪伴你面对生活中的困境，找出好的解决方法。不只为你的孩子及你的家人，也为有相同需要的所有人打造理想的早期康复环境。

（刘琼瑛）

（八）中医治疗

1. 针灸

针灸，是针刺与艾灸的合称。针灸是祖国传统医学中一颗璀璨的明珠，以其完整的理论体系，卓越的临床疗效，为世界医学做出了巨大的贡献。现在，世界卫生组织认可64种疾病可进行针灸治疗。世界上共有140多个国家认可并开展针灸治疗，包括美国及欧洲等主要发达国家，甚至许多国家把针灸治疗纳入医保的范围。成人的许多肢体运动障碍疾病，如中风、截瘫、外周神经疾病、软组织损伤等都是针灸的适应证，而且疗效卓著。但是针灸，尤其是针刺，毕竟是一种有创性并有一定疼痛的治疗，是否适合应用在儿童身上，会不会产生的副作用，家长们对此肯定会产生许多疑问。下面，让我来为家长朋友们答疑解惑。

（1）针灸治疗适合应用在孩子身上吗？

艾灸的方法可以做到无创治疗，也就是说不会损害到皮肤等组织，临床疗效较好，家长也易于接受。针刺方法虽说对皮肤、肌肉的损伤可以说是微乎其微，但其毕竟给孩子造成一定的疼痛，家长难免会有一定的不忍与顾虑，尤其是有些家长认为针刺会诱发本身有脑损伤孩子的癫痫发作。

那么针刺治疗究竟能否给孩子应用，且会给孩子带来什么样的风险与副作用呢？针刺自创始以来就是一门实践医学，古代文献上有大量应用针刺的方法治疗儿童的"五迟""五软""痴呆"等疾病的记载，未记载有出现严重不良反应。近几十年来，应用针刺方法治疗儿童瘫痪、智力障碍、孤独症、多动症等临床及实验研究数不胜数，笔者所在的康复团队应用针刺治疗儿童肢体障碍疾病有着近20年和数万例次的临床经验，未出现严重不良反应，且有许多国外患儿慕名而来接受针刺治疗。"实践是检验真理的唯一标准"，因此，毋庸置疑，针刺是适合应用在儿童康复治疗中的。如果说针刺对儿童所带来的不良反应，可以说主要就是疼痛，但这种疼痛是可通过针具的选择（细针）和操作人员的培训可以明显减轻，而且疼痛也是一过性的，绝大多数孩子可以接受和耐受。也有局部出血、血肿等情况，但这种副作用不会给孩子带来器质性的损害。对于针刺是否会诱发癫痫，国内外均做了相关的研究，证实针刺不仅不会诱发癫痫，甚至有抑制异常放电的作用，这与古代应用针刺治疗癫痫的文献记载是一致的。

（2）针灸对肢体障碍儿童有哪些治疗作用？

大量的临床与实验研究证实，针灸治疗可以促进中枢神经损伤的修复和发育，改善脑细胞的供血与代谢，从而促进孩子的运动功能。这对于因中枢神经功能问题造成肢体运动障碍的儿童有较好的治疗作用。同时，针灸还可以缓解肌肉的痉挛和疼痛，改善肌肉的供血与代谢，对于促进肌肉功能的恢复也有良好的治疗作用。另外，针灸还同时具有改善孩子的智力、语言、注意力、睡眠、情绪、免疫力、消化功能、呼吸功能等作用，可以说是对孩子真正意义上的身、心、智的全面康复。针灸治疗在国内许多儿童康复的医疗机构，是不可或缺甚至是主要的康复手段。笔者所在的康复及研究团队，通过多年的临床与实验研究，形成并总结出一套"健脾益肾通督醒脑"针灸推拿方法，对恢复肢体运动障碍儿童的运动、智力、语言等功能均有良好的临床疗效，是国内针灸治疗儿童脑瘫等神经系统疾病的系统、完整的理论与治疗体系之一（图5-13）。需要注意的是，针刺应在医疗机构进行，家长不可以随意操作。

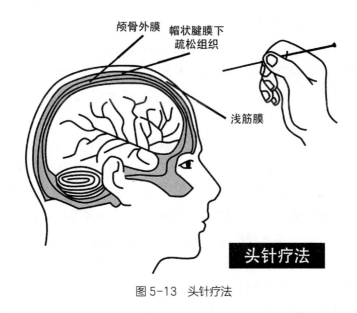

图5-13　头针疗法

（刘振寰、赵　勇）

2. 推拿

推拿又称"按摩"，是以中医的脏腑、经络学说为理论基础，并结合西医的解剖和病理诊断，而用手法作用于人体体表的特定部位以调节机体生理、病理状况，达到理疗目的的方法。从性质上来说，它是一种物理的治疗方法。从中医角度来讲，推拿的主要作用在于疏通经络、行气活血、调节脏腑、平衡阴阳。从现代医学角度讲，主要作用是通过刺激末梢神经，促进血液、淋巴循环及组织间的代谢过程，以协调各组织、器官间的功能，使机体的新陈代谢水平有所提高。对于肢体运动功能障碍的儿童来讲，无论是在国内还是国外，推拿方法是有效、安全、舒适的治疗手段之一（图5-14），而且相对其他医疗方法而言，推拿对家长来讲易学易会，非常适合在家里进行。下面向家长们简单介绍一下。

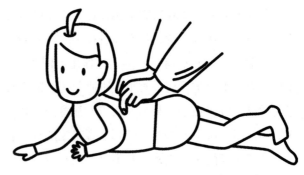

图5-14 推拿疗法（捏脊）

（1）推拿有哪些手法，对于肢体运动障碍的儿童来讲应如何选择。

推拿的主要手法包括推法、揉法、按法、捏法、拿法、㨰法、掐法、搓法、摇法、抖法、扳法、弹拨法、叩击法、点穴法等，不同的手法根据施术者着力部位的不同及动作模式的不同，还可以再细分，如揉法就有指揉法、掌揉法、鱼际揉法等；推法有指直推法、旋推法、分推法、合推法等。另外两种不同的手法可以联合操作，如按揉法、推揉法等。操作中应根据孩子的障碍和施术的部位灵活选择适宜的手法。

对于肢体运动障碍的儿童来讲，因为肢体的痉挛、无力、缺陷等各方面的原因，造成孩子活动少，久而久之易出现肌肉的萎缩，肌腱的挛缩，关节活动范围的减小，甚至关节变形等继发问题。推拿在这些方面均有良好的治疗作用。临床上对于肌肉的痉挛，选择的手法是推法、揉法、摩法、拿法、弹拨法、㨰法等；对于关节活动受限的孩子，可以选择的手法有摇法、扳法、抖法等；对于肌肉收缩无力的孩子，可以选择拿法、叩击法、推揉法等。针对脑瘫儿童，我们已形成了成熟的针对运动功能的推拿手法。如痉挛肌松解法，本方法通过在痉挛肌群上行点揉、按压、弹拨等复式手法，可有效缓解脑瘫儿童内收肌、小腿三头肌等肌群的痉挛，操作以掌根着力于痉挛肌群上，腕关节放松，以肘部为支点，前臂作主动摆动，带动腕关节做轻柔和缓的摆动，还可以拇指指腹按压于痉挛肌旁，再横向拨弹痉挛肌。

同时，一些肢体运动障碍的孩子伴有智力、语言方面的问题，这时可以选择点穴法，如头部的百会穴、四神聪穴、神庭穴、本神穴、风池穴、哑门穴，面部的印堂穴、水沟穴、承浆穴、颊车穴、廉泉穴，四肢的神门穴、内关穴、合谷穴、太冲穴、涌泉穴等。对这些穴位的点按，有醒脑开窍、养心益智的功效，可有效改善孩子的智力、语言等功能。如健脑益智按摩法，通过对头部、心经、心包经穴位点按以及头部相应功能区域的刺激，以醒脑开窍、启聪益智。方法包括有开天门、推坎宫、头面部穴位点按等。有些孩子伴有消化功能差、体格发育迟缓的症状，可以选择健脾益气按摩法，如摩腹法、分推腹阴阳法、推脾土等手法，并点按中脘、天枢、神阙、脾俞、足三里等穴位（图5-15）。

总之，推拿对于肢体运动障碍的儿童来讲，既可以起到"身、心、智"等方面治疗

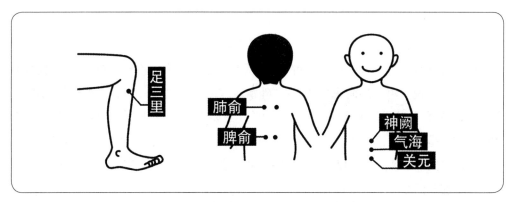

图 5-15　健脾益气按摩法点按常用的穴位

的作用，也可以起到保健、促进生长发育的作用，非常值得家长用心学习并灵活运用。具体的方法可以参见刘振寰教授主编的《儿童运动发育迟缓康复训练图谱》（第三版）。

（2）儿童推拿中要注意的几个问题

1）要选择正规的医疗机构进行推拿治疗

许多家长因为看病心切，往往有"病急乱投医"的情况。在国内有部分民间的医生或无从医资格的人员，利用家长迫切的心情，进行虚假的宣传，收取昂贵的治疗费用。在对孩子的病情无全面、系统掌握的情况下，滥用大强度、大幅度、高频率的手法，造成如关节脱位、肌肉拉伤、颈椎脱位、呼吸暂停等严重的损伤甚至危及生命的后果，这在报纸及网络上时有报道。因此，家长一定要选择在正规的康复机构进行治疗，避免对孩子造成二次伤害。

2）家长要循序渐进的学习推拿方法

推拿治疗不但行之有效，而且相对于其他医疗手段，家长易于学习和掌握，但这不代表推拿非常容易学习和掌握。一个好的推拿治疗师，没有几年的临床磨炼是无法达到运用自如的程度。因此，在家长学习推拿的过程中，既要勇于实践，但也要循序渐进，将书本上的知识与实践结合起来，在推拿治疗师的治疗过程中不断地学习、请教，选择一些相对容易掌握的手法大胆实践，不断摸索方法和总结经验，再慢慢掌握一些难度大的手法，避免对孩子的按摩过程中发生意外或起到相反的治疗效果。

3）推拿治疗中要做的准备工作

给孩子推拿治疗前，要选择孩子精神状态较好的时段，并保持环境安静，床面整洁、舒适，注意自己的手卫生，修剪指甲，脱掉手表以及其他可能损伤孩子的饰品。最好同时播放一些舒缓的背景音乐，如中医五行音乐中的角音、宫音等，让孩子在轻松、舒适的环境中接受推拿治疗。

（赵　勇、刘振寰）

3. 外治法

中医外治法是在中医基本理论指导下，用中药、手法或器械施与体表皮肤（黏膜）或从体外进行治疗的方法。中医外治法历史悠久，内容丰富，疗效可靠。古有"良医不废外治法"之说。清代吴尚先生认为："外治之理即内治之理，外治之药即内治之药，所异者，法耳。"意思是说中医的外治与内治（主要指中药内服）的道理是一样的，所用的药物也是一样的，只是采取的方法不同而已。依据这一理论，外治法应用的疾病范围可以说等同于中药内服治疗的疾病范围，甚至依据其方法的多样性，比中药内服的施治范围更加广泛。

（1）常用的外治方法

根据外治法的定义，针灸、按摩也属于外治法的范畴，但因其有完整系统理论与操作体系，且在之前已经论述，暂不作为本节的论述内容。除针灸、推拿之法，常用的外治法包括中药熏洗、中药浴、中药蒸汽浴、中药穴位贴敷、热熨法、热敷法、外用膏药、药酒擦洗、中药离子导入、拔罐法、埋线法、塞肛法、灌肠法等。

（2）外治法作用特点和优势

1）"是药三分毒"，无论中药还是西药，长期服用会对人体尤其是消化系统产生一定的损害。然而中医外治法降低甚至避免了这种副作用，外治法所用的药物往往是经皮吸收，因此对消化系统理论上无直接的损害。

2）"良药苦口"，孩子往往对内服中药比较抗拒，难以长期坚持服用，中药外治避免了这个问题，提高了中药治疗的依从性。

3）中医外治法除辨证选择药物之外，还可以辨证、辨经的选择不同的腧穴，起到药、穴同用的治疗作用，理论上提高了治疗效果。

4）外治法在应用药物的同时，往往还借助一些物理疗法，如热敷、熏蒸、水疗等方法，不仅促进了药物的吸收，而且也起到了物理治疗的作用，达到了双重疗效。

（3）肢体运动障碍儿童的中医外治法

中医外治在肢体运动障碍儿童的康复治疗中应用范围非常广泛，目前常用的方法有中药浴、中药熏洗、中药蒸汽浴、穴位贴敷等。

1）中药浴，也有人称之为中药水疗，是指在水疗的基础上，加用中药药液，以起到药物与水疗协同作用的治疗目的（图5-16）。具体方法如下：

中药配方：独活、桑寄生、牛膝、千斤拔、伸筋草、宽筋草、鸡血藤、桑枝、桂枝各20克。

调配方法：将以上中药加水5000毫升，浸泡

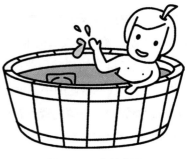

图5-16　中药药浴

30 分钟，煎沸后文火煎 20 分钟，去渣取药液备用。

使用方法：取上药液加入适量温开水共倒入浴盆中，沐浴时水温控制在 37℃至 40℃之间，保持儿童头面部在水面上，每次药浴时间约 20 分钟，隔天 1 次，20 天为 1 个疗程。

注意事项：本疗法可用于本病各证。药浴时注意水温适宜，防止烫伤，药浴过程中家长要严密看护，防止溺水，出浴后及时用浴巾擦干、及时穿衣，防止感冒，休息片刻后可饮适量温开水，防止虚脱。

2）中药熏洗与中药蒸气浴，在选择用药方面与中药浴类似，但作用部位一般为局部，如背部、四肢等。相较于中药浴，其在局部的药物浓度较高，局部作用强，适用于局部痉挛、挛缩或肌肉萎缩的儿童。

3）穴位贴敷是将药物做成粉末并选用水、醋、姜汁等液体调成糊状或特制成药膏，贴敷于特定的穴位上，以起到药物和穴位的双重治疗作用。对于肢体运动障碍的儿童来讲，该方法可以通过中医脏腑辨证的形式，起到补益肝肾、健脾和胃的治疗作用。同时，该方法更适用于呼吸系统与消化系统的疾病预防与保健，特别是在夏季三伏天和冬季三九天贴敷（称之为天灸），疗效更加显著。对于肢体障碍伴有反复呼吸道感染、消化不良、营养不良的孩子更为适用。方法如下：

备用物品：肉桂、制附子、吴茱萸、丁香、防风、白术、牛膝、狗脊等份；穴位防敏敷料。

调配方法：将上药共研细末，取药末适量加蜂蜜调成稠膏状，用手压成 1 平方厘米大小药饼，备用。

使用方法：取脾俞、肺俞、神阙、关元、足三里等穴，每穴各贴敷药饼 1 枚，盖以穴位防敏敷料，持续贴敷 2 小时，每天 1 次，连续 15～20 天为 1 个疗程，间隔 10 天后可进行下一疗程治疗，通常 3 个疗程。

注意事项：本法多用于脾弱肝强证和脾肾两虚证，取下敷料时用温水洗净局部皮肤，注意观察有无皮肤过敏现象。若为皮肤过敏及中药过敏者不可施用。

（赵　勇、王力宁）

4．药膳食疗

中医食疗，是在中医药理论指导下，利用食物来促进机体健康、防病治病的方法。我们每天都在进食各种食物，但这只是日常普通的"吃饭"。如果我们有意识的运用中医药理论进行指导，利用不同食物的搭配来调整脏腑功能，协调平衡阴阳，即可达到促进健康、防病治病的目的。

（1）食物的不同"个性"是食疗的理论基础

中医认为"药食同源"，每一种食物都与药物一样，是有其"个性"的。也就是食物的性、味、归经等，把不同食物的"个性"区别开来。

食物的性是指其具备的"寒、凉、温、热"四种性质，寒凉与温热是相对而言的两类性质，但凉次于寒、温次于热，有程度上的差异。也有一部分食物性质比较平和，没有明确的寒凉温热的特点，就归于平性。如冬瓜、苦瓜、西瓜属于寒性，丝瓜、百合、绿豆属于凉性，辣椒、花椒、干姜属于热性，羊肉、韭菜、糯米属于温性。

食物的味，是指食物的具体味道，主要有辛、苦、甘、酸、咸五种味道。这五种味道分别具有不同的功能，辛有发散、行气、行血的作用，如生葱白可以发散风寒，用于治疗风寒感冒。

食物的归经，是指食物对于机体的某些脏腑和经络的作用有较高的选择性，而对其他脏腑和经络作用较小或者没有作用。如粳米、小米、大米归于脾经、胃经，重点作用于脾胃，具有健脾养胃的作用。

食物的性、味、归经分别从不同的方面反映食物的特性，食疗时有综合考虑，合理运用，才能收到良好的疗效。

（2）肢体运动障碍的儿童如何选择食疗

1）食疗的选择首先应在中医辨证的基础上合理应用。如痉挛型的脑瘫儿童，中医辨证多属于肝强脾弱型，食疗中应选择有健脾、舒肝作用的食物，如小米、粳米、山药健脾益气，萝卜、佛手疏肝理气。

2）针对不同的运动功能障碍合理应用。中医食疗认为"以形补形"，也就是俗话说的"吃哪补哪"。中医认为，动物不同的身体部位，在通过饮食进人体后，也有高度的归经选择性。如用北芪、当地搭配猪脊柱骨和尾骨煲汤，有强壮脊柱的作用，可用于气血不足而导致的竖头不稳、坐位不稳的病情；用北芪、党参搭配鸡爪煲汤有强壮下肢的作用，可用于下肢痿软无力的儿童。

我们常用的食疗方且家长反馈效果较好的食疗方有以个几种：

①猪心大枣汤

［配方］猪心半个、大枣3个、浮小麦30g、甘草3~5g、石菖蒲20g、石决明25g（先煎）、钩藤15g（后下）。

［制作及用法］将上七味配料一起煲汤，约煲1~2小时，每次饮汤1小碗，食猪心1小块，每周2~3次，连用3~4周。

［主治］语言发育迟缓伴弱智、多动、注意力不集中的孩子。

②益气固精汤

［配方］乳鸽1只或乌鸡1只，配黑豆25g或炒黑芝麻30~40g、黑木耳10g、红枣5g、核桃仁6个、太子参5~10g，五爪龙15g。

［制作及用法］上述配料，煲汤，每周2~3次，每天每次给孩子饮1小碗。注意

发热与感冒时禁用。

［主治］腰膝软弱无力，生长发育迟缓，经常感冒的孩子。

③营养八宝粥

［配方］青豆（或黑豆）25g、桂圆肉10g、核桃仁6个（去皮）、薏苡仁5g、花生15g、芡实10g、红枣5g（去核）、淮山药20g、大米100g。

［制作及用法］上述配料，煲粥汤，每周2~3次，每天早上喝1小碗，连服2~3月。

［主治］脾胃虚弱，肢体瘦弱的孩子。

3）针对孩子的伴随障碍合理应用食物。如有些睡眠不好的孩子，不仅影响了孩子的神经发育，并影响到孩子白天的情绪、注意力等，对康复治疗造成一定的障碍。这时就需要辨证选择食疗的方法，可选用柏子仁、酸枣仁加猪心煲汤，起到养心安神的作用，有利于改善孩子的睡眠。有些孩子伴有严重的流口水，这时可以选择有健脾摄唾的食物，如益智仁大米粥。

（3）食疗的注意事项

1）在了解食物的中医特性的同时，也要了解其营养成分，避免过多摄入某些可能带来副作用的食物。如豆类、甜菜、芹菜、青椒、香菜、菠菜等富含草酸钙较多，过多摄入容易导致结石。

2）在食物的制作上要尽量做到色、香、味俱全。在食疗的同时，不仅要考虑到食物的中医特性，还要充分考虑到食物的搭配，选择合理调味料，使得制作后的食物味道美味。一定要让孩子喜欢吃，并真正当作食物来吃，而不是当作药物服用。

3）按照食物的五行属性来合理调配。以食物的颜色为例：红色养心、绿色清肝、黄色健脾、黑色补肾、白色润（补）肺（图5-17）。

4）合理选择调味品。在食疗的过程中，调味品也具有其性、味、归经的特性。如生姜、花椒性温热，在制作以清热为主的食疗方时不宜选用。

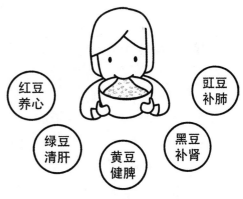

图5-17　食物颜色与脏腑示意图

（赵　勇、许　华）

第六章

—

家庭康复

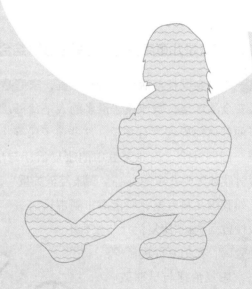

儿童康复与早期教育

了解以家庭为中心的早期儿童康复

儿童康复的家庭成效

家长的心理适应及参与

幼儿的参与

家庭康复引导

提升儿童功能

（一）儿童康复与早期教育结合的必要性

"儿童康复"家长们应该很熟悉了，那早期教育是什么呢？早期教育是指一种有组织、有目的的教育活动。根据婴幼儿智力发育规律，既要在早期教育中促进儿童正常智力发育，也要预防心理社会因素造成婴幼儿的智力低下。肢体运动障碍的儿童，部分也会伴有一定程度智力障碍、行为问题，因其活动方式、参与方式与正常儿童存在一定的差异，反过来可能加重其智力障碍及行为问题。因此，肢体运动障碍的儿童不仅需要康复治疗，同时也需要进行早期教育，以促进孩子身心全面康复。

（二）家庭是儿童康复治疗与早期教育结合的最佳场所

孩子的主要成长与活动场所是家庭，家庭是孩子最自然、最安全的环境，陪伴孩子最多的人是父母，而且无论孩子的肢体障碍程度有多重，这些孩子最终将要回归家庭、回归社会。因此家庭中的康复治疗与早期教育对肢体障碍儿童的身心全面康复至关重要。正如我国儿科专家、原上海市副市长沈晓明教授曾强调："康复治疗与教育不应完全分离，要相互促进。"严格来讲，康复治疗与早期教育分属不同的专业领域，无论在医院还是在教育机构，真正实现起来都有一定的难度和制约。然而，在家庭康复中家

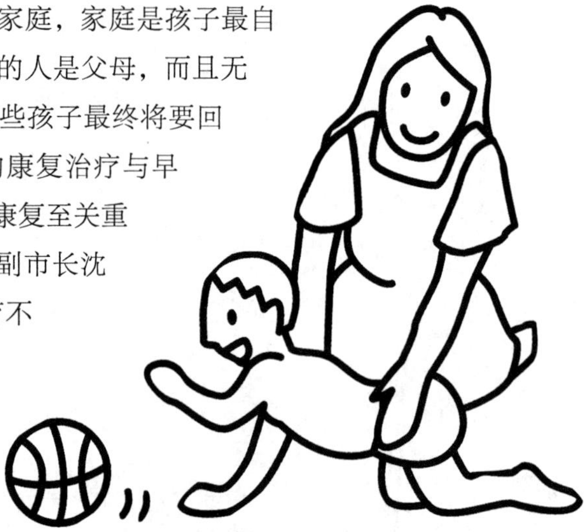

图 6-1　家长参与康复与早期教育

长可以不受专业的制约，通过系统的培训，将康复治疗与早期教育在家庭康复中有机结合起来（图 6-1）。

（三）家庭中实现儿童康复治疗与早期教育结合的方法

国内有专家以家庭康复为中心，让康复医师、康复治疗师定期给家长们进行康复治疗的培训与指导，同时让特殊教育老师上门对家长进行早期教育的培训，让家长们同时接触并掌握到康复治疗与早期教育的两方面知识和技能。在实际开展过程中，特教老师

根据孩子的康复训练内容，将早期教育的方法融入训练过程，不仅同时开发了孩子的智力，也极大地增加了康复治疗的趣味性与孩子的依从性。通过病例的前后对照研究，我们认为这种"医教结合"的家庭康复模式，可以有效改善脑瘫儿童的大动作功能和精细动作功能，促进孩子的身心全面康复。

家长们对于肢体障碍的孩子，一定要建立康复与教育结合的意识。如果所在的康复机构无法提供全面、系统的家庭康复与早期教育的培训和指导，家长要通过阅读相关书籍、参加网络培训等多种形式积极丰富自己的康复治疗与早期教育知识，结合自己孩子的情况，制订系统的康复与教育相结合的家庭康复计划与方案，并请专业的医师、治疗师、特教教师进行修订。

（四）在家庭康复治疗与早期教育过程中的注意事项

首先，注重根据孩子的兴趣实施。在实际的家庭康复与早期教育过程中，有些家长一味地根据孩子功能的需要设计训练、教育、计划方案，而完全不顾及孩子的兴趣，导致孩子的依从性不高，甚至出现厌烦情绪，严重影响康复与教育的质量和效果。因此，在制订计划与方案时，一定要结合孩子的兴趣，制订循序渐进的计划与方案，逐渐培养孩子的积极性，切记不得采用粗暴的方式强行推进自己的计划而事倍功半。

其次，注重培养孩子坚强的性格。肢体运动障碍的孩子，尤其是脑瘫孩子，可以说他们的康复是贯穿终生的。在孩子逐渐步入青少年后，其运动功能的康复主要依靠自己的训练，否则其运动功能很可能会退步，有些本已能够步行的孩子甚至将重新坐回轮椅。因此，家长在家庭康复与早期教育过程中，要通过鼓励、奖励、讲故事、树立榜样等各种方式建立孩子的自信心，培养其独立、坚强的性格，为孩子将来能够坚持自我康复训练奠定性格上的基础。

（赵　勇）

二　了解以家庭为中心的早期儿童康复

（一）什么是以家庭为中心

早期儿童康复的世界潮流已由医疗模式为中心转至以家庭为中心。也就是说，在儿童生命迹象稳定后，儿童康复团队不再只是注意到儿童的神经肌肉骨头等问题，更重视提供家庭支持及资源。让家庭，尤其是主要照顾者学会可以有效地促进儿童的学习和发展，让幼儿在家中可以和家人一起做一些大家喜欢做的事。证据显示，幼儿透过日常生活情境和熟悉的人互动来学习最有效，所以早期干预不应该太强调直接治疗。让家长作为儿童康复团队的主角，儿童康复以提升家长自我效能与亲职能力为焦点，让家长利用日常生活作息加强孩子的各项功能。本文中的家长，为广义的家长，除父母外，可能是孩子的主要照顾者，包括祖父母、保姆或其他人。

（二）以家庭为中心的儿童康复特点

以家庭为中心的儿童康复特点如下：

1. 家长与专业人员是合作伙伴关系

专业人员了解每个家庭成员的需求与期待，家庭成员的需求与期待要被尊重，且家庭成员拥有尊严。

2. 以优势为基础，个别化、弹性与负责任的干预

儿童康复的目标是增进家庭优势，专业人员不是只看家庭不足的地方，要善用家庭已有的资源和优势，协助满足他们的需求。

3. 家庭与服务提供者一起决策

家庭有权选择早期干预的方式，而早期干预的目的在于促进家庭决策，专业人员与家庭信息分享，以协助家庭成员参与决策。

4. 服务提供者能响应儿童与家庭的需求

提供资源与支持给家庭以促进儿童福祉，家长会主动寻求资源与支持。所以早疗服务提供者，包括专业人员，要能与家庭建立关系且以响应家庭需求的方式促使家庭成员参与。

5. 聚焦家庭与儿童的优势，提升家庭与儿童功能及生活质量

专业人员不是只看家庭不足的地方，要善用家庭已有的资源和优势，协助他们满足他们的需求，以提升家庭与儿童功能及生活质量（图6-2）。

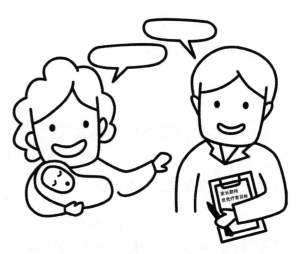

图6-2 专业人员和家长一起讨论家庭和儿童需求，家中生活作息状况，家长由讨论中提出优先要达到的疗育目标。

（三）家长可以做的十件事

在以家庭为中心的早期儿童康复中，除了专业人员要改变疗育的传统方式外，家长也要积极主动参与。孩子能（CanChild）中心建议

家长可以做的 10 件事，包括：

（1）将你偏好的疗育、干预与家庭养育方案、会面时间与地点告知专业人员。

（2）告知你的专业人员何种活动是你的孩子与家庭可以一起做得很好，且乐在其中的。

（3）告诉你的专业人员你希望孩子会做什么，且当孩子会做时，鼓励他 / 她。

（4）在做任何决策前，询问专业人员是否还有其他的选择。

（5）请专业人员提供相关信息，并表明你所偏好的信息类型（通过口语、书面、影像或网络等方式交换信息）。

（6）告诉专业人员并讨论你所想要的服务。

（7）每次疗育前，写下你要询问的问题，并在疗育将结束时，再次回顾，以确保这些问题都得到答案。

（8）坦然面对专业人员，并确保他们知道什么事对你及你的家庭是重要的。

（9）询问专业人员是否可接触其他有慢飞天使的家庭，以互相支持、分享彼此的经验与资源。

（10）让你的家庭及朋友共同参与孩子的康复活动，邀请他们并寻求他们的支持。

总结起来说，家长是陪伴儿童最长久且影响儿童最多的人，早期儿童康复要得到成效，发育迟缓儿童的家长要积极参与康复计划，主动告知专业人员孩子和家庭想得到的疗育目标，并将所学的知识运用在日常生活作息中。

（廖华芳）

三 儿童康复的家庭成效

（一）两个角度看家庭成效

在以家庭为中心早期干预潮流下，家庭成效非常重要。通常目标引导行动，身为家长若知道自身或家庭的目标是什么，便知道自己要往哪个方向努力。因此本文就家庭成效指标与家长共勉。美国早期儿童成效中心 2010 年出版的《家庭成效调查修订版》，包括两个部分，这两个部分就是看家庭成效的两个角度。一个角度是了解孩子家庭需要的支持，有没有得到支持以及支持的程度，另一个角度是了解早期介入对家庭和孩子的帮助程度。

1.《家庭成效调查修订版》第一部分的五个成效，分别是：

（1）家庭了解孩子的长处、需要和能力；

（2）知道家庭的权利和倡议以维护孩子的权益；

（3）家庭帮助孩子发展与学习；

（4）家庭拥有支持系统；

（5）家庭可参与社区相关计划或活动。

2. 第二部分强调早期儿童康复对家庭和孩子是否有帮助，包括在家庭的权益、家庭的亲职能力以及孩子的发展上的帮助。

第二部分的三个成效，分别是：

（1）早期介入系统协助家庭了解家庭的权益；

（2）早期介入系统和家庭沟通，帮助家庭回应孩子的需要；

（3）早期介入系统帮助孩子各方面的发展和学习。

（二）八个家庭成效

1. 充分了解孩子，给予正确导向

（1）家长了解孩子下一阶段的发展和学习目标；

（2）家长了解孩子的长处和能力；

（3）家长了解孩子的迟缓及（或）需求；

（4）家长看得出来孩子的进步。

优势导向观点，家长要能了解孩子虽有发展问题，但仍存有很多优势。家长要能协助孩子发挥他／她的优势，使其将来更容易融入社会。如一些孩子虽有肢体障碍，但学习能力及动机很强，有些孩子对音乐、美术或某些体育项目特别有天分。为使得肢体障碍儿童未来在资讯科技、科学研究、文学、奥运竞赛和艺术等方面都可以有优良表现，家长要优势导向，注重孩子的优势和兴趣，从小协助孩子发挥他／她的优势，以让孩子融入社会，发挥潜能。很多肢体障碍者长大后可从事很多工作，如残障奥运有许多适合肢体障碍者参与的运动，轮椅竞速是其中一个项目；电脑、科学研究、文学或艺术工作领域有很多优秀的肢体障碍者。家长了解孩子的优势和兴趣，并协助发挥，就是一个重要的家庭成效（图6-3）。

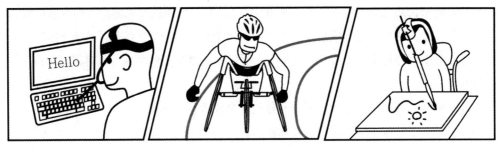

图6-3　肢体障碍的孩子要从小发现并培养其潜能

在孩子的需求和进步方面，家长要特别注意孩子的情绪、学习能力以及适应行为。

2．如何维权

也就是"知道家庭的权利和维护孩子的权益"的支持程度。

（1）家长能够找到并且使用适合的服务和方案；

（2）关于孩子的特殊需求，家长知道权益的所在；

（3）有问题或顾虑时，家长知道要联系谁以及怎么做；

（4）家长知道当孩子离开早疗方案之后可以有哪些选项；

（5）家长能够自在地要求关于孩子和家庭需要的服务和支持。

3．帮助孩子

也可以说是"帮助孩子发展与学习"的支持程度。

（1）家长能够帮助孩子与他人相处；

（2）家长能够帮助孩子学习新的技能；

（3）家长能够帮助孩子处理她/他的需要；

（4）家长能够在日常生活中与孩子为共同目标努力。

4．拥有支持系统的程度

（1）家长能够自在地跟家人和朋友谈论孩子的特殊需求；

（2）家长有一些朋友或家人是会倾听和关心的；

（3）家长能够与其他有类似状况孩子的家庭交谈；

（4）需要帮助时，家长有可以信赖的朋友和家人；

（5）家长能够照顾好自己的需求，并做自己喜欢的事情。

5．进入社区的支持程度

（1）孩子能参加家庭成员想要的社交、娱乐或宗教活动；

（2）一家人能够一起从事乐在其中的事情；

（3）家庭医疗和牙科需求有得到满足；

（4）家长的托儿需求有得到满足；

（5）家庭的交通运输需求有得到满足；

（6）家庭食、衣、住的需求有得到满足。

6．知道家庭的权益

（1）早期介入为家长和孩子提供有用的服务和支持方面的信息；

（2）为孩子在特殊需求的相关权利，提供有用的信息；

（3）为在有问题或困难时可以联系谁，提供有用的信息；

（4）孩子在离开早疗方案之后的选择，提供有用的信息；

（5）以容易理解的方式解释家长的权益。

7．和家庭沟通孩子的需要

（1）早期介入在关于孩子的迟缓和需要，提供家长有用的信息；

（2）倾听家长，并尊重家长的选择；

（3）帮家长联结到能够帮助家长的孩子和家庭的其他服务或人；

（4）与家长讨论孩子和家庭的长处和需要；

（5）与家长谈论家长认为对孩子和家庭重要的事情；

（6）和家长及家长的家人发展好的关系。

8．孩子发展和学习的帮助程度

（1）关于如何帮助孩子与他人相处，提供有用的信息；

（2）关于如何帮助孩子学习新的技能，提供有用的信息；

（3）关于如何帮助孩子处理她/他自己的需要，提供有用的信息；

（4）确认出家长做的哪些事，可以帮助孩子学习和成长；

（5）与家长分享可以引导孩子融入日常活动中的做法；

（6）和家长一起合作确认孩子何时处于进展中。

（三）现代观点看儿童成效

除了以上家庭成效指标，儿童康复中心，也要实现 3 个现代观点，摆脱传统领域的儿童成效，包括：

（1）儿童社会情绪功能的提升；

（2）儿童学习及运用知识能力的提升，包括沟通及文字运用；

（3）儿童以适当的行为回应需求。

为了协助家长了解那些是重要的儿童成效，该中心还特别录制影像资料介绍（http://ectacenter.org/eco/pages/videos.asp）。当家长可以掌握重要的成效，家长就具有能力成为早期干预团队的伙伴了。

（廖华芳）

四 家长的心理适应及参与

（一）当孩子被诊断有发展问题时，家长心理如何适应

站在家长的立场，面对孩子被诊断有发展问题时，心理该如何适应？笔者观察和倾听了许多家长的心路历程后，得到一些心得，提供给家长和专业伙伴们参考。

1. 最坏的打算，最好的复原能力

听到孩子被诊断有发展问题时，家长心里要有"最坏的打算，最好的复原能力！

在震惊、否认和悲伤之余，请尽快擦干眼泪，上网找出"儿童发展里程碑"这样的知识文章阅读或请教专家。所有婴幼儿的身心发展都有个顺序，而且这些发展顺序基本上都是差不多的，差异在一般发展儿童和迟缓儿童"发展速度有别"。一般的孩子是七坐八爬九出牙，发展迟缓或残疾儿童的成熟速度可能像蜗牛，或发展到一个阶段停滞了。所以，家长要尽快面对孩子有"特殊需求或特殊障碍，需要被早期干预"。请别当鸵鸟，更不要有"贵人语迟"或"大只鸡慢啼"的迷思。

2. 家庭同心协力面对

孩子有发育问题，家长绝对不是主因，家庭成员要停止责备受难者和落井下石，要真心支持妈妈度过生命低谷。

专业人员在此阶段必须强力地支持妈妈，提供她充分的医学常识和对于孩子特质的相关资讯。根据美国著名早期干预学者 Don Bailey 教授调查研究指出：早期干预家长的五大需求中，孩子状况（孩子发展的资讯和疾病特征）是非常必要和优先的需求（图6-4）。身为家人或亲朋好友，正向积极的做法是：多方查询有利的治疗策略和资讯提供给家长和主要照顾者，

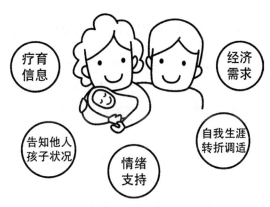

图6-4　早期干预中家长的五大需求

让家庭尽早排脱"有人故意"让婴儿成为残疾者的错误想法。孩子的发展迟缓是事实，要勇敢面对事实，接纳孩子的特殊需求和成长的挑战。

3. 做一对理性的家长

千万要稳住脚步和脑筋，保持冷静和清醒。不要道听途说，别轻信旁门左道和秘方偏方，做一对理性的家长。

要做一名真正能冷静收集孩子发育障碍或该疾病相关文献与文章的家长，你越理性平和，就越能快速提高分辨能力，就能少走弯路，少被坑钱受折磨。许多家长被孩子的迟缓和障碍给吓坏了，只要有人说哪里能给孩子治好或训练好，哪怕是千山万水、散尽家财，都想为孩子医治。

当然，我的意思不是要家长放弃给孩子合理的医疗或治疗训练，而是要提醒家长做理性的分析和判断。孩子的迟缓或疾病是家庭大事，但这不是家庭生活的全部，也不该成为夫妻这一生全部的赌注。这样是本末倒置，是把孩子的疾病无限放大，是借题发

挥，这样的无知和恐惧会成为责备受难者（妈妈）的帮凶。

4．早期发现、早期干预

最后一个提醒：身心发展异常的婴幼儿，早期发现、早期干预的确非常重要，但是对孩子的治疗不是做越多越好，也不是错过了哪一次康复机会，就永远跟不上。而是要有正确的评估和诊断，无意义的治疗，对儿童有害无益。多做无益的治疗是揠苗助长，只会让孩子白受罪。家长请接受孩子有发展迟缓和障碍的事实，尊重眼前的小生命，让他在家长的爱心和耐心之下，以他自己的发展速度，在一个安全和有爱的温暖环境中慢慢长大变聪明。

总之，最能够帮助到孩子和家庭的人，就是家长自己。越早了解孩子的困难和成长的步伐，就越能让你们心态调整好。父母要能安好，孩子才会有晴天。

（林美瑷）

（二）家长如何积极参与儿童早期干预

1．家长是儿童康复团队的一员

对于 6 岁以下儿童，家长在儿童幼年时期扮演相当重要的角色，特别是母亲，因为母亲的态度与行为对儿童有深远影响，如：喂母乳、沐浴、更衣及与儿童玩耍，在一连串互动中建构了紧密的亲子关系。尽管如此，父亲的角色也不应被忽略。事实上，父亲的参与相当重要，因此应多鼓励父亲参与。

现今早期干预的世界潮流显示，家长是儿童康复团队中重要的一员，家长要主动参与，而不是被动接受服务。更有学者强调，只有在专业服务以外的时间，家长在生活场所中有效运用观察和回应技巧，支持和协助儿童发展，才是真正的早期干预，因此家长要积极参与儿童早期干预（图6-5）。

2．家长先装备好自己

然而，每个人在人生不同的阶段都有不同且多样的角色要扮演，特殊需求儿童的家长角色更是多元。家长要体会到，唯有自己感到幸福，孩子才会有幸福；唯有家长自己能坦然接受发展迟缓儿童，并和其他家庭成员一同营造家庭共同的快乐时光，家庭生活品质才能提升。养育儿女是条长远的路，尤其是养育发展迟缓的儿童，家长装备好自己，保持自己的身心健康，维持并加强社会网络联结，平衡与调整自己各个角色扮演。永远要记得："只有家长的水桶满了，才能倒水到儿童的水桶"这个道理。

3．家长参与早期干预的程度

在"以家庭为中心的早期儿童康复"章节中，笔者已说明家长可做的 10 件事。本文将从家长参与的程度来说明家长如何积极参与儿童早期干预。家长参与早期干预的程度由低至高分别为：

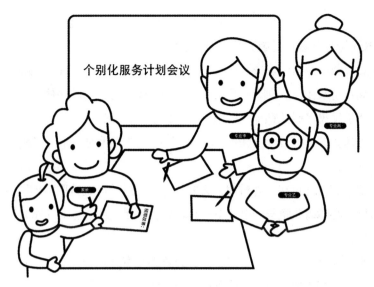

图 6-5　家长参加孩子的个别化服务计划，将预期改善的孩子表现纳入疗育目标，为参与早期干预的一个项目

（1）不参与；（2）被动参与；（3）寻求资讯；（4）伙伴关系；（5）服务协调；（6）儿童权益或政策的倡导。

当你开始阅读这本手册，我要恭喜你已经跳脱"不参与"的层次，也快进入到第三个层次"寻求资讯"的程度。"被动参与"层次，指只依照康复专业人员的建议，依样画葫芦，没有了解为什么要这样子做、这样做的目的，也很少就孩子的问题主动提出来和专业人员讨论，或将自己想要的改变告诉专业人员。因为专业人员并不知道您和孩子的居家状况，所以让自己进入到"寻求资讯"层级，疗育时间要和专业人员多讨论，主动提出疑问或确认干预的方法。此外，可以利用目前电脑网络资讯，去寻求相关的信息，并和专业人员分享，一起成长，这样就可提升到"伙伴关系"层级。家长是早期干预团队的一位成员，一起参加儿童的评估和干预计划的拟定。儿童若接受很多不同专业或不同领域的疗育，家长本身早期干预的知识储备和协调能力足够，可进入到"服务协调层次"。譬如，儿童同时接受医院的物理治疗和学校的特殊教育，家长可充当服务协调者的角色，协调整合普通班老师，巡回辅导老师和物理治疗的目标和方法。当您进入倡议者层次，除了自家儿童权益外，你也可因自身的体验，倡议家长团体、特殊教育、社区无障碍环境、社会福利和早期干预等系统的改进。

在"伙伴关系"层级，家长根据专业人员的建议，可利用家中的环境与家中现有的资源来训练儿童。如将家中的瓶子装上不同的颜色亮片，就可以当成促进视觉刺激的玩具；在瓶内加入不同重量的米便可成为肌力训练的器材。利用创意及活泼的方式，让儿童在活动中学习，桌、椅、纸箱或棉被稍加调整，即可成为合适之摆位辅具。

4．家长可以是儿童权益或政策的倡导者

到"儿童权益或政策的倡导"层次，家长可以倡议并协助所在社区提供不同形式的早期干预，如：游戏团体、白天照顾中心、亲子团体及母亲自助团体。可以透过以下简单的活动，促进发展障碍儿童在社区内进行社会融合，如：

（1）鼓励家庭带他们的儿童多参与社区举办的户外活动，如：宗教活动、早教中心、社交活动等；

（2）鼓励家庭让儿童在户外游戏，必要时可以透过社区支持取得辅助装置；

（3）鼓励身心障碍儿童与一般儿童一起玩耍，手足间或邻里间儿童共同学习是很重要且有帮助的；

（4）鼓励当地社区进行环境改造，让身心障碍儿童感觉受到欢迎且容易进入，特别是幼儿园及游乐场等（加强照明，改善安全与清洁）。

（廖华芳）

（三）家长要善于运用正式与非正式资源

1．善用资源可提升自我效能感

在儿童早期干预过程中，家长的自我效能感是影响成效的重要因素。什么是自我效能感？自我效能感就是相信自己可以运用自身的能力，做到某些事情、达成目标的程度。和自信程度类似，但更广泛。自我效能感包括掌控早期干预资源的能力，越能掌控资源，自我效能感就越高。

2．非正式资源依靠家长掌握

社会资源分为正式资源和非正式资源。正式资源指有关部门所建构的服务网络中所提供的协助。而非正式资源指儿童和家庭周边的网络关系所提供的协助或支持，通常依赖情感的联系，包括：家人、邻居、亲戚、朋友，以及社区中对家庭产生影响力的组织与个人。团体部分，包括宗教团体、自助或支持团体，以及其他相关的非正式社会团体等；个人部分包括邻里、村干部、非营利组织义工、居委会等（图6-6）。通常非正式资源是家长比较可以掌控和运用的，但有时家长太过依赖正式资源，反而忽略了非正式资源，使得儿童和家庭天天在疗育机构度过，减弱了原有可提供长期社会支持及人际关系的社会网络。因此，家长要梳理并善用儿童和家庭现有的正式与非正式资源，有必要时，还可开发新资源。

当知道自己的儿童发展迟缓，大部分家长都会经过以下的心理反应：否认、挽回、愤怒、沮丧、接纳。唯有到了接纳期，家长才能理性并积极地去梳理和善用资源，如坦然将孩子的问题告知家庭亲友，并寻求适度的协助和支持。父母或儿童最常接触且可以

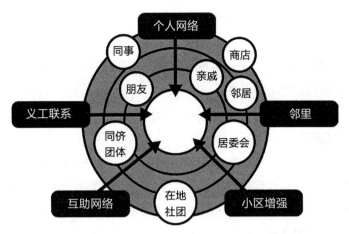

图6-6　非正式资源可能的内容。目前儿童早期干预，强调家长学会运用非正式资源，以支持儿童及家庭融入社会，稳定在社区中的就医、就学、就业。

得到最多协助和支持的人，都是理想的非正式资源，可能是保姆、祖父母、兄弟姊妹、父母的兄弟姊妹、父母的朋友同事等。家庭是6岁以下儿童生活的主要环境，儿童早期的照顾与学习始于家庭，家庭也是儿童主要学习和发展的地方，是和父母及其他家庭亲友互动最多的地方，因此建议家长主动邀请亲友参与早期治疗计划，让儿童每天处在良好的生活参与状况下相当重要。

3. 促进家庭亲友参与早期干预的方法

建议促进家庭亲友参与的活动包括：

（1）找到让自己的压力或情绪有纾解和倾诉管道的亲友，并定期和她/他聚会；

（2）带孩子参加亲友聚会，让他们了解孩子的状况和需求；

（3）和儿童有密切接触的亲友是个案资讯重要来源，让亲友告知和个案互动的情形，并鼓励亲友对早疗人员说明个案相关的讯息；

（4）告知亲友发展障碍儿童需要的支持与互动方法，使他们能够提供儿童正向的学习机会；

（5）鼓励家庭其他成员参与现有的疗育课程，让他们更了解孩子的需求；

（6）参加或组织读书会、家长互助团体等活动。

4. 运用非正式资源的优点

运用非正式资源优点包括：

（1）服务较快速，因为相关人员可能是家人或者邻居，只要一有事情，马上就可以提供服务；

（2）人性化服务较容易被接受，家庭不会觉得被法律和规定约束；

（3）社区资源能用到更多，因为如果在社区内使用非正式资源，社区中资源自然就开发出来；

（4）便宜、性价比高，由于是熟悉的人，所以所花费的钱并不会比正式机构的多，虽然成本少，但所得到结果却很高；

（5）充分利用社区非正式资源，社区成员逐渐了解别人的需求并会去关怀别人。

5. 运用正式资源

在正式资源运用方面，家长可以主动向相关部门、相关的非营利组织或专业人员询问，或自行上网查询（请参阅本书附录）。了解政府年度编列预算、社会保险、社会救助、福利服务等相关信息。了解社区内资源，如学校、医院和社会福利等公私立机构所提供的服务及相关补助办法。

（廖华芳）

（四）亲职功能是非常重要的

1. 家长的水桶先装满

你的水桶满了吗？首先，想分享卡洛·麦克劳德（Carol McCloud）在《水桶与勺子（Buckets and dipper）》文章中的一段话给特殊需求孩子的家长，希望家长了解透过每日注满自己的水桶，才有能量倒水给自己的孩子，快乐、稳健地陪孩子走更长远的人生道路。

想象一下，假装自己是一个水桶，我们如何感觉、如何表现，常取决于自己水桶中水（知识、技能、良好情绪）的多寡。如果自己的水桶是满溢的，我们就会感到喜悦、有能量、对人充满热诚，浑身上下散发光芒与热，对人包容、原谅、善解人意、愿意帮助别人，人生的方程式是光明、幸福的组合。

反之，水桶若是匮乏、没有水时，情形会完全不同。我们会感到沮丧、没有能量、对明日充满悲观。觉得不快乐、对人尖酸刻薄、爱抱怨、不体贴，也不愿意帮助别人，对人生感到无意义、没有目标及希望。

2. 亲职功能的定义

家庭亲职功能是指在家庭系统之下，全体成员共同运作的历程、特性以及成效。家庭亲职功能健全时，父母能善尽职责，提供适当教养环境给孩子。面对问题时，也能整合家庭成员的能力及资源，协助家庭成员完成正常的发展与生活适应。

由此可知，家长亲职功能发挥的程度，对发展正常幼儿很重要，对有特殊需求幼儿更有关键性、长远的影响。有研究指出乐观是一种能力，乐观的人相信未来的日子会更好，对人生怀抱希望，面对问题时，有助于减轻压力，有效解决问题，减少对自己情绪的冲击。有特殊儿童的家庭，由于需要不断面对、适应高压力及密集的需求，家庭成员容易引发情绪冲突。所以帮助家庭成员，尤其是家长，拥有正向的态度，可以形成一个保护伞，使每一个人受益。

3．尽早积极面对

多数的家长当发现孩子有发展迟缓时，都会经历否认、沮丧、接纳、再积极面对的历程。然而，每位家长渡过这个历程的时间有差异。家长要能了解、接受自己经过这样的历程是正常的，但也要知道，唯有自己越快脱离沮丧、否认的情绪，才能正向、更有效面对、处理孩子和自己接踵而来的问题。

4．爱心、耐心、平常心的教养

一般而言，有特殊需求幼儿的家长，需要比一般家庭花更多时间、心力与孩子相处。而家长是幼儿最早、最了解他们的老师，同时也是陪伴幼儿时间最久的人，能发挥亲职功能，爱心、耐心地照顾与教养，对幼儿的帮助是最大的。当父母发现幼儿的实际迟缓状况时，要想办法获得其他家庭成员的支持，积极整合相关信息及资源，才能真正了解自己幼儿的特殊需求，提供最恰当解决孩子问题的策略。

无论孩子发展迟缓的程度如何，给孩子一个充满爱、关怀与支持的家庭环境，比什么都重要。孩子有权利像其他儿童一样，参与生活，获得教育，有喜怒哀乐，过有尊严的人生（图6-7）。对待有肢体障碍的幼儿，家长若能以平常心教育孩子，注意不忽视、过度补偿或宠爱孩子，多看到孩子的优点，而不是只看到孩子肢体的限制，借由正向的教养态度，提供适当辅具，鼓励孩子独立，探索学习。如此，可以让幼儿的潜能得以发挥，进而培养良好的行为规范与生活习惯，身心才能健全发展。

照顾有特殊需求的儿童，家长的确需要耗费巨大的心力，所以学会每天充满家庭成员和自己的"水桶"，获得正向能量，

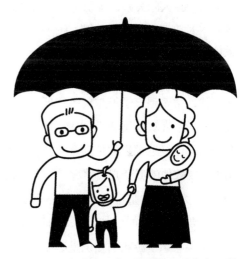

图6-7　无论孩子发展迟缓的程度如何，给孩子一个充满爱、关怀与支持的家庭环境，比什么都来得重要。残疾孩子也有权利像其他儿童一样，参与生活，获得教育，有喜怒哀乐，过有尊严的人生。

比一般家庭更显得重要，且这关系着特殊幼儿的成长及家庭的未来。家长要了解孩子、自己和别人的行为表现，取决于水桶水量多寡。如何找到水源，每日自己充满自己的水桶，透过协助相互充满水桶，让幼儿学习注满自己和别人的水桶都是很重要的课题。

5．提升亲职功能的方法

根据孙世恒有关家有特殊需求幼儿的家长自觉能力的研究发现，多数家长对于如何

协助孩子、如何获得疗育资源和自信心方面有较不足的情形。家长也可以透过家庭问题与需求评估，寻求亲职功能提升的方案，经由个别化家庭服务计划、居家疗育计划或寻求专业团队到家中进行亲职教育、学习如何教育自己的儿童等，这些都是很好的充满自己水桶的方法。家长也可以通过参加亲职教育或参与家长成长团体，帮助自己或家中其他成员获得情感支持、资讯及教育、社会及医疗方面的资源，让多方丰沛的水源，灌注自己及家人的生活，并互相成为彼此水的灌注者，才能有建设性、快乐、稳健的陪特殊幼儿走更长远的人生旅程。

（苏慧菁）

（五）每个父母都可以是孩子王

1. 游戏与儿童发育密切关联

细心观察孩子玩耍，可以发现游戏与儿童的动作、语言、认知和社会性发展有密切关联，各阶段发展的特征都会表现在游戏中。儿童在游戏中创造性地反映出自己日常的活动与社会人际关系，玩乐里的言行举止包含了兴趣动机、虚构想象及满足愉悦等心理成分。对孩子而言，"游戏"为快乐之本，几乎是一天生活的全部，且发乎自然本性，不用人教也能找乐子。

反观大人对游戏的心态，总多了点"目的性"，买玩具或书籍不忘选择有脑力开发作用的，常希望孩子能越玩越聪明，无怪乎有时会听到爸妈抱怨："玩具买好多，但为什么孩子不喜欢跟我玩？"或是"我要教他时他就跑掉，没耐心也不专心。"其实，问题在于孩子已经感觉到你是刻意要"教"他，而不是跟他"玩"，但不是每个孩子都喜欢用大人要教他的那套方式学习，所以没兴趣的当然就跑掉了。

2. 大人找回童心就可以是孩子王

想要跟孩子愉快地玩乐，先补习儿童发展与亲子游戏的知识是必要的，但"寓教于乐"的想法只能隐存于父母心中，实际陪伴孩子游戏时，要尊重孩子出于内在动机的自由选择，要跟随孩子喜欢的方式玩，再伺机轻松变通。当家长自己打从心底觉得好玩时，就会发现，原来游戏的乐趣来自于互动过程本身，而不是非要学会什么东西（图6-8）。大人只要唤醒自己爱玩的童心，每个父母都可以是孩子

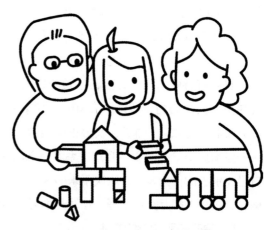

图6-8 亲子游戏的乐趣来自于互动过程本身，而不是非要教些什么

王。看看以下两个例子，你就知道如何当孩子王。

3．和2岁孩子的"开车"游戏

2岁孩子，出门走几步就要人抱。若孩子不是真的脚酸，父母也想多训练孩子体能，可利用这阶段孩子最有兴趣探索环境及模仿大人的特性，试试"开车"游戏。

父："哇～你走不动，没油啰。爸爸帮你加油，95还是98？"（不提要不要抱，而是直接转移孩子的注意力。）

童："95加800，不用统编。"（平时坐车就爱学爸爸说的）

父："好，油箱盖打开。"（从嘴巴喂点开水）

"这是发票，谢谢，再见。"（拍拍孩子屁股，催促他向前走。）

"哇～加完油走这么快啊。"（边走边给予口头鼓励，给孩子信心与动力。）

"前面有休息站，到那里停车再吃饼干喔。"（订一个可达到的距离，并提供增强行为的奖励。）

说明：休息站可以是便利超商，或只是下一个电线杆、水沟盖等具体可见的目标，视孩子情况作调整。

4．过家家的角色扮演游戏

三岁至五岁的孩子喜欢从过家家的角色扮演中重新创造经验，试试"购物"游戏。

母："老板，请给我3样蔬菜和2个水果。"

童："好了，都在袋子里。"（乱塞一通。）

母："嗯，我看看，有玉米和茄子、苹果和香蕉。耶？还少一样蔬菜？"

童："这个甜椒给你。"（急忙补上。）

母："可是，我不喜欢甜椒耶，可不可以换别的。"（妈妈故意说的，因为孩子偏食不吃甜椒。）

童："没有了。"（决定强迫推销。）"我告诉你喔，甜椒甜甜的，好好吃喔。"（用妈妈哄小孩的表情语气。）

母："真的喔，那我买回家，请大家吃喔。"

"咦，老板，袋子里怎么有一瓶牛奶，我今天不买耶？"

童："牛奶也好好喝喔。"（想再推销一次。）

母："我知道，可是我身上的钱可能不够。请问一瓶多少钱？"

童："300块，很少钱。"（数字概念还不成熟，几百块是学大人说的。）

母："哇，太贵了，可以算便宜一点，少一点钱吗？"（利用讨价还价澄清贵或便宜就是指多或少钱。）

童："那500块？"（仍搞错。）

母："500比300更贵了，我不要，你要说少一点。"

童："是 100 块吗?"（仍然疑惑的老板，直接用问的。）

母："嗯，100 比 300 便宜，1 比 3 少。""好，我买一瓶。"

说明：对话内容可包含社交礼貌、认知记忆、物品分类、数量运算、问题解决等，游戏中不要完全跳离角色、不要急着纠正教导，必要时可用角色对调的方式作示范。

（张丽满）

（六）观察孩子的需求并适度回应

1. 家长回应能力的重要性

家长回应能力是家长在亲子互动过程中与儿童适度互动的能力。世界卫生组织建议将提升家长的回应能力列入早期干预的项目之一。因为家长是陪伴孩子成长最久，最了解孩子的人，且研究指出高回应能力的家长，其发展迟缓儿童日后各领域发展能力也比较高。亲子互动是双向的，若孩子的需求能被家长在当下敏锐地观察到，并得到适当的回应及协助，孩子会感受到家长理解他们从事此活动意图或动机，更愿意主动投入，并不断地尝试解决活动中遇到的问题，家长的回应品质也能在良好的互动中提升。

2. 家长回应能力的四个方面

家长在亲子互动过程中的回应能力，包含几个方面：

（1）回应力指家长对孩子在日常生活情境中，能否觉察儿童的兴趣，对孩子所发出的信息予以合适且立即地回应，和孩子有互动的交替性；

（2）情感指家长在于对孩子行为的接受程度，互动时的喜悦程度，对孩子情感的表达程度，例如语言表达时音调高低、声音强度、生动度及借由拥抱、轻拍、爱抚等动作来表现对孩子的温暖；

（3）能力导向指家长主导的互动行为，是否能加以延伸或提供促进孩子感知动作发展能力的刺激；

（4）控制指在互动过程中，家长是否用命令、要求来主导孩子互动行为。一般而言，越少用命令和要求方式和孩子互动，响应能力越好。

3. 提升家长回应能力的策略

马霍尼（Mahoney）和麦克唐纳（MacDonald）两位学者提出回应式教学策略来提升家长对迟缓儿童之回应能力，并透过影像回馈、当场示范教学以及家长团体讨论的方式，让家长了解自己是怎么和孩子互动的，并针对个别化需求来讨论并找出解决方法。

以下五个策略可以用来提升家长的各面向回应能力：

（1）增加"即时回应力" 在孩童活动作息中，家长应对孩子有兴趣的人或事物有一定了解，且敏锐地观察当下孩子所主导的活动，站在孩子立场说出他想从事的游戏，并立即回应孩子。例如孩子主动拿出球，此时家长说："我们一起玩球。"

（2）增加"相互性"的互动能力　家长能有效地引起孩子注意，并营造出有"一来一往"的互动，家长投入孩子例行活动的次数要多，在游戏中想办法引起孩子的注意并等待孩子回应您的行为（图6-9）。

（3）提升家长的情感回应力　包含在与孩子互动过程中给予正向的口

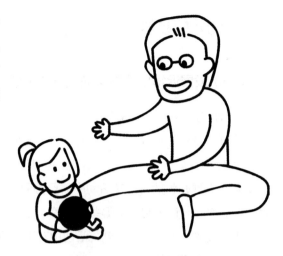

图6-9　跟孩子互动时可面对面或和孩子的方向呈现90度，等待孩子回应时，肢体语言提示孩子把球传回来以营造"一来一往"的互动。

语或非口语化的情绪支持，例如拍手说："你好棒喔！再加油一点您就完成了。"当孩子受挫且展现出负向情绪时，例如哭、推倒玩具或跑走，家长能敏感地感知到孩子的情绪，且当下用柔和语气回应且给予轻拍动作，让孩子感受到家长的温暖回应。

（4）增加家长的非主导性控制行为　家长应提供孩子更多机会去自主选择玩法，根据孩子主导的玩法进行感知动作或语言发展刺激。例如：孩子正用积木盖房子，家长观察并回应："好棒喔！房子好高，但我不知道这是几层楼高，你可以教我吗？"若等待一段时间孩子仍不知怎么回应，可透过口语或肢体上示范来引导孩子回应。

（5）互动契合　是否能针对孩童当下的发展能力、气质特征及兴趣，提供恰当的互动方式，让孩子愿意持续投入当下的活动。

4. 高回应能力对亲子都有好处

总体来说，高回应力的家长，其孩童的关键性行为，例如孩童主导、合作或坚持度会增加，而儿童关键性行为是日后发展能力和活动参与的重要指标。因此，从事早期干预的相关专业人员们，应和家长建立合作伙伴关系，并从中引导家长觉察自己的心理健康状况，当前所需社会资源和孩子的行为问题。当这些影响家长回应力的因素有所改善后，家长与孩子互动中就能有较高回应力。家长若能多给孩子正面的情绪支持，针对孩子的能力提供适当刺激，并尽量减少主导控制孩子行为，提高孩子自主性学习的意愿，成为他们成长的好玩伴，就能维持稳定且正向的亲子互动关系，让孩子发展得更好。

（汪佩蓉）

（一）发展迟缓幼儿参与的概念与干预

1.幼儿"参与"的概念

儿童"参与"涵盖许多不同的意义，比较简单的说法将参与分为两个层次，包括参加及融入（投入）。参加指的是儿童是否有从事不同活动的经验，以及实际经历这些活动的客观表现，包括儿童在活动中需要协助的程度、活动种类的广度及活动的多样性、活动的频率、与谁一起从事哪些活动等。融入（投入）指的是儿童经历活动的主观感受，如动机、高兴与否、专注程度、活动中对于自己的满意度、自觉活动等。不论是参加或是投入，都会受到外在因素（环境及情境如地方、人、事、活动、时间、区域）及内在因素（喜好、自我概念、能力）的交互影响。根据联合国儿童权利公约，儿童参与也是儿童人权其中之一。受到人权概念的兴起及障碍相关研究结果的影响，"参与"已被认为是儿童接受干预、康复及安置计划的最终目标。

然而，区分这些定义对于照顾者及家庭可能太过于复杂，因此麦克威廉博士（Dr. McWilliam）采取更简单想法看待不同层次的参与概念，并把这些概念都视为儿童的"学习机会"，且经常发生在每天重复的日常作息之中。儿童在日常生活的"参与"关乎其心智、生理、健康行为、人际关系及重要的技巧或能力的发展。发展迟缓儿童透过与生活环境互动及各种生活的参与，学习到如何与他人互动、相处，以及处理日常生活事务的技能。然而特殊需求孩童的参与往往有较多的限制。

2.以参与为基础的早期干预趋势

目前发展迟缓幼儿以参与为基础的早期干预趋势包括：

（1）尊重所有儿童及家庭；

（2）高品质、完整且整合以家庭为中心的服务；

（3）儿童在家庭及社区中主动参与的权利。

依据此原则，早期干预从以往强调治疗儿童及其家庭缺失的观点，转为诱发儿童及其家庭成功地经历他们所想做的及所能做的，同时也强调儿童在自然环境（包括家庭、学校及社区）的融入及参与日常生活活动。

儿童的训练活动若也正是儿童或其家庭生活作息的一部分，生活作息就能成为练习的机会。这样不但能在日常生活中不断的练习强化儿童的技能，更能使儿童在执行活动时有归属感，也就是在生活情境中"参与"。因此，以参与为基础的早期干预强调儿童在生活情境当中练习，方法包括调整儿童生活上的物理性及社会性环境，让儿童有机会在现实的时间限制及情境需求下顺利完成活动。同时，包含以较宽广的角度来看儿童是否能在自然情境中完成有动机想做且需要做的活动，以使儿童成功地参与生活。

3. 以家庭为中心可提升幼儿的参与

在传统干预模式下，家庭往往被动地接受专业服务。以儿童"参与"为基础的早期干预强调以家庭为中心，专业与家庭一起合作的团队模式，专业借由引导让家长主动表达需求并与专业人士共同讨论并设定符合生活情境需求的目标，干预的主要方法在于提供以及协助儿童与其家长参与的机会与策略，提升养育儿童的信心及家庭生活品质（图6-10）。

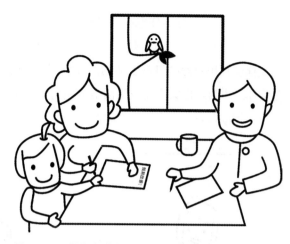

图6-10　以儿童"参与"为基础的早期干预强调以家庭为中心，专业与家庭一起合作，专业借由引导让家长主动表达需求，并与专业人士共同讨论设定符合生活情境需求的目标。干预的主要方法，在于提供以及协助儿童与其家长参与的机会与策略，提升养育儿童的信心及家庭生活品质。

（黄霭雯）

（二）将康复活动融入儿童的日常生活中

1. 康复融入生活作息使儿童可重复练习

麦克威廉（McWilliam）等人于2010年提出以生活作息为基础的早期干预概念，也就是将康复活动融入儿童的日常生活中。强调儿童在自然环境中不断有机会练习生活技能、家庭本位、儿童参与及跨专业合作等的概念。

儿童生活作息的活动究竟涵盖哪些？生活作息包含例行性与非例行性两种。例行性的作息包括每天发生并且与照顾孩子有关的作息，如洗澡、喂食、穿脱衣物等活动。非例行性的作息则为某特定活动，但不一定每天发生，如从事运动、婴儿按摩或旅行等。每个例行性作息内容还包含一连串的活动步骤，如就寝作息可能包含沐浴、穿衣、刷牙、说故事、互道晚安、入睡等活动。而对于发育迟缓及高危险群幼儿，可能还包括了特殊的作息活动内容，如穿戴辅具及进行康复活动等。总之，儿童的生活作息为"可观察到的重复行为"，这种行为牵涉到至少一位大人与儿童间的监督或互动行动，这种行动在孩童每日或每周的生活中有其可预测的规律性。生活作息是童年情境中重要的元素，因为它涵盖了儿童持续共同参与的活动，这些活动不断重复发生且可预期，儿童对于作息活动的主动参与也就成为现代干预观念的重要目标。

2. 孩子参与生活作息就是在学习

孩子参与生活作息，是一个重要的学习过程。成人利用指令、身体协助、示范活动流程、利用熟悉的日常生活物品提示等，帮助儿童学习（图6-11）。对于家庭而言，生活作息也反映出家庭成员生活上的共同的目标，不同的作息活动乃是为了达到不同的目标，如准备餐点、哄小孩就寝等。

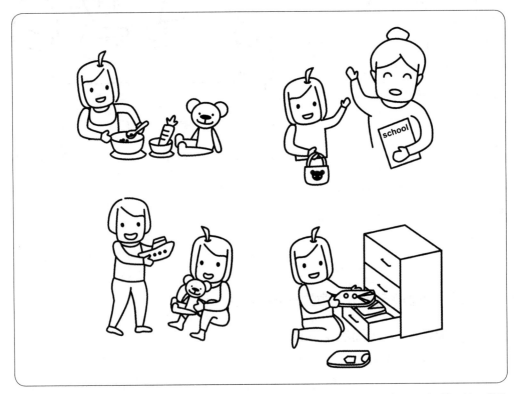

图6-11　孩童透过参与生活作息来学习，成人利用指令、身体协助、示范活动程、利用熟悉的日常生活物品帮助儿童学习

3. 以作息为导向的评估及介入

麦克威廉提出以生活作息为基础的干预方式有别于一般拟定家庭计划。一般拟定家庭计划的方式，往往需要父母挪出特定的时间来进行干预计划，以生活作息为基础的干预方式则强调以生活作息为导向的评估及介入。以生活作息为导向的评估内容包含了评估人员访视能力的训练、个别化服务计划的拟定、以生活作息为导向的面谈的结构化流程及策略。以生活作息为导向的介入强调把干预计画融入生活作息、利用家庭或教室情境中现有资源来进行探索及学习，让孩子能有机会对自然的提示做出反应，配合生活作息重复练习。由于年幼儿童尚缺乏能力独立参与日常生活活动，其日常生活作息大

部分由父母来安排。因此，婴幼儿的日常生活作息，也成为家庭为儿童所提供刺激的一部分。

4. 以作息为导向的介入对亲子都有好处

对于家庭方面，以生活作息为基础的干预有助于父母建立亲职角色的信心。在孩童方面，能让孩子养成规律的生活作息、提升儿童发展、维持身体健康、促进孩童的社会化、协助顺利转衔进入幼儿园、协助发展独立性、安全感及信任感及帮助冲动与过动的孩子自我控制。在亲子互动方面，以生活作息为基础的干预可能减少亲子间冲突，提升亲子互动品质。

这些可能疗效的机转，源自于进行作息活动时亲子间互相交流的结果。一旦建立规律作息，父母越容易掌握孩童的行为，越对自己的亲职技巧感到满意。此外，儿童在参与日常生活作息时，生活作息提供了他们在符合现实状况下思考及做出适当行为的情境。生活作息一再重复发生的特质，正好提供让孩童重复练习的机会，可促进孩子的动作表现及对复杂活动的熟练程度。此外，规律作息的可预测特质，给予孩子可预测感、安定感、归属感及安全感。这些感知，也帮助儿童适应压力，减少情绪困扰。

因此，有不少学者认为，让特殊需求儿童融入自然发生的作息情境中以提升技能发展的重要性。未来，则期盼有更多以生活作息为基础的早期干预实务应用方法陆续发展，用来协助早期干预服务计划拟定及课程设计，以造福发育迟缓儿童及其家庭。

（黄霭雯）

（三）如何让孩子有丰富的社会参与

1. 社会参与是什么

前面已经谈到很多儿童参与的意义与参与对发展的重要性，这里就来谈谈增加儿童参与的策略。基本上只要在生活上有意义的参与就是社会参与。

什么是生活上有意义的参与呢？可以简单地从三个层次看。

（1）最基本的就是孩子有做事情的经验。如参加令人感觉充实且热衷的活动，实际身体力行，与别人一起身历其境，其中需要克服一些困难或解决问题。

（2）在一起做事情的时候，产生归属感、觉得自己是团体的一分子，感觉被别人接受，融入所处的社会环境。这个阶段会需要大人对儿童的行为包容与接纳，也会需要与同伴在一起产生认同。孩子必须由身历其境的经验，与小朋友克服一些困难或解决问题，促进孩子产生归属感，觉得自己是团体的一分子，感觉被别人接受，进而融入所处的社会环境（图6-12）。

（3）有前面两个经验建立对自我的信念。更加了解自己的优点以及自己对别人的贡献、能够做选择，了解自己的使命及任务。

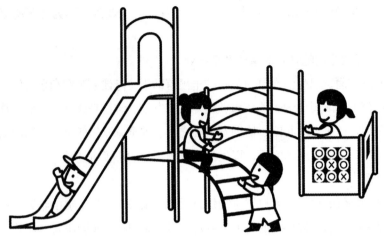

图 6-12　患儿被同伴接纳玩耍示意图

2．促进儿童参与的策略

麦克威廉（McWilliam）认为要达到社会参与，儿童必须花时间依据其能力，以适合其发展及情境的方式与环境互动。

仲马（Dumas）等人提出促进儿童参与的策略三大主轴：

（1）由日常作息中不断重复且持续练习；

（2）利用学习情境给予儿童协助、支持及示范；

（3）利用学习情境中课程及环境的调整来增加学习机会。

3．环境支持以提升儿童参与

身边的大人如何帮助儿童发展更多的社会参与呢？邓斯特（Dunst）提出早期干预必须能帮助儿童的主要照顾者，让他有信心及精力去提供发展迟缓儿童获得或发挥其能力的"经验与机会"，使儿童在与他人或与环境互动时，能充分表达感受或表现切合情境的行为，就能使技能在日常作息中不断重复且持续练习。

罗森巴姆（Rosenbaum）则以"趣味"作为增进儿童参与的重要策略，也就是说在儿童的生活中，若某些活动让儿童觉得有趣或好玩，就能提升其社会参与的经验与机会。让活动有趣，或是大人自己也很有兴趣，就提供了儿童情绪上的协助、支持及示范。有"趣味"的"经验与机会"能引发动机，使儿童能愿意克服中途遇到的困难或挫折。最后，大人致力于环境的调整，如利用辅具降低参加活动的困难度，调整教室环境让学习材料容易取得，安排更多的家庭共处及互动时间，鼓励同侪互动的早期介入教学设计让儿童有更多的模仿对象及社会刺激，都能让照顾者更容易提升儿童的社会参与。

最后，我们都希望儿童能建立对自我的信念，成为有担当且快乐的社会公民并参与社会。此时，成人提供或支持儿童了解自我、做决定、做选择的机会将是重要的影响因子。

（黄霭雯）

六 家庭康复引导

（一）辅助器具的应用

肢体障碍幼儿适当使用辅具能够协助提升日常生活的功能，增加探索环境经验。使用正确的辅具在其动作发展过程中扮演重要的角色，辅助动作发展的训练器材，是帮助孩子及早进入下一个动作的里程碑。

以下针对不同的动作发展阶段分别介绍：

1. 坐姿维持类辅具

最常使用的是轮椅（图6-13），协助幼儿维持坐姿以外，还可以推动移行。

须注意的是，若幼儿还不能或已经无法维持直立坐姿，那便应提供可以仰躺/倾倒功能的轮椅，以及适当的摆位配件，如头靠、躯干侧支撑垫、骨盆绑带、胸部绑带等。若是幼儿无法行走但具备自行推动轮椅的能力，应配置具有自推大轮的轮椅款式（图6-14），以培养其独立移动能力。

无法步行且无法自行推动轮椅的幼儿，其认知能力相当于18个月大儿童，应及早尝试对电动轮椅（图6-15）或电动移步机进行操控的可能，以免限制他的环境探索能力，阻碍其认知与社会互动等发展。若是幼儿具备行走能力，但受限于速度与耐力无法走远，电动轮椅可用来协助中长距离的移动。

2. 站姿维持类辅具

维持站姿或站立训练不但是为未来行走做准备，还可刺激下肢骨关节的正常发展。站立架可以提供无法自主站立幼儿的协助，一般常见的有：

（1）前趴式站立架（图6-16）；

（2）后仰式站立架（倾斜床）（图6-17）；

（3）直立式站立架（图6-18）。

一般来说，无法维持良好头部控制的幼儿，应使用后仰式站立架（倾斜床）方可提供足够的协助。前趴式站立架可借助向前倾斜的角度诱发幼儿躯干、颈部挺直，有助于训练。直立式站立架则最接近真实站立状况。

3. 步行类辅具

若是幼儿只要自己双手扶持物体便可行走，可使用带轮助行器，若是尚需要提供躯干、前臂支撑则需使用更多摆位配件的步态训练器。

带轮助行器在步行过程中可不须抬起，增加行走效率，但须依照幼儿的能力选择2轮型（稳定性较佳）或4轮型（步行效率较高）的助行器。助行器又分为前推使用与后拉使用2种，后拉使用型助行器（图6-19）具有诱发躯干挺直姿势的效果，常被用来训练幼儿较为直立的步态。

步态训练器（图6-20）则是为肢体障碍较为严重的幼儿提供训练使用，需确实调整、固定摆位配件，让幼儿能够安全地感受站立步行的经验。但是使用步态训练器上下架、方向控制等，过程所需时间长且多需他人协助，无法由幼儿独立完成。步态训练器主要还是训练时使用，日常移行还是需要以助行器轮椅、电动轮椅为主。

4. 操作类辅具

操作类辅具主要协助抓握，适度的加粗餐具握把（图6-21）、笔杆，提供更稳定形状的握把设计，或是依需要加上绑带这样的改造，美劳操作剪刀的电动按压式设计（图6-22），可以实质协助手部操作功能。部分可以借助现有的物品简单改造，也有部分现成商品可以购买。

操作电脑已是现代幼儿学习不可或缺的技能，若无法精准操控一般鼠标，可以提供摇杆型鼠标（图6-23）、轨迹球（图6-24）或按键型鼠标（图6-25），借由不同方式的操作方式，加大的按键，让手部操作鼠标更容易，让肢体障碍幼儿也能实际参与电脑学习。

若是幼儿手部操作能力已严重受限，经评估必须借助下肢或头部等其他操作机制代偿，如智能型眼控沟通系统（图6-26），此部分则需整体考虑其操作的效率与未来发展的可能。除移动、学习、生活自理外，游戏是幼儿重要活动，选择适合幼儿兴趣、能力玩具，并使用特殊开关改造，就可增加特殊幼儿的玩乐质量。

（杨忠一）

（二）简单行为原则的操作

好习惯需要逐渐养成，赞美是家长最容易给予孩子的鼓励方式。本章节将为大家介绍一些简单的行为原则，包括：鼓励方式的选择、稳定一致的原则、任务的设计以及用赞美来帮助孩子养成好习惯。

1. 鼓励的选择

赞美可视为一种鼓励，跟给糖果、买玩具等奖励一样，都在强化孩子表现出我们期望行为的方法。随着孩子发展阶段不同，给的鼓励方式也会有所不同，有时某些鼓励没有发挥效用，其实可能是孩子的发展阶段还不到。如：对于1~2岁的孩子，赞美最能鼓励孩子的行为。这时如果给他们集点，孩子往往不理解而无法达到效果。因此了解孩子的特性、需求和发展阶段，选择对孩子有诱因的鼓励，就很重要。

鼓励的性质可分为：物质性鼓励、活动性鼓励、权力性鼓励、社会性鼓励和代币性鼓励等。物质性鼓励就是直接给予物质，如：你乖乖表现好我就给糖果。活动性鼓励就是给予活动的机会，如看电视、去公园玩溜滑梯等。权力性鼓励，简单来说就是让孩子有选择的权利。从孩子2岁开始，通常会进入人生的第一个叛逆期，"我不要"阶段，孩子喜欢感觉自己对于这个世界是有控制能力的，因此让孩子有自己做决定的权力，也会让孩子感觉到自己长大了。社会性鼓励，则是爸妈给予的口头赞美。社会性鼓励是无论孩子在哪个发展阶段，都能大大地、广泛地运用，因为这不只是在强化孩子的正向行为，也在奠定健全的情绪和人格发展。代币性鼓励则是我们熟知的集点。

2. 稳定一致的原则

鼓励要能达到效果，稳定一致是很重要的。如果没有说到做到，那么鼓励的效果就会打折扣，甚至失效。如：说好了要收玩具才能去溜滑梯，玩具只收了两样，就带孩子去溜滑梯。又如：说好了如果乖乖上床睡觉，明天就让孩子自己挑选上学要穿的衣服，孩子自己挑选搭配了，我们又不让孩子穿，这些可能都会使鼓励的效果打折扣。

3. 任务的设计

这个段落，希望分享三个概念：难易度、明确度，还有理念。我们期望孩子做到的事情，如果太难，孩子便永远没有机会获得鼓励；反之，如果太简单，孩子就没有机会更往前进步，因此设定难易适中的目标是一大学问。孩子到底有没有能力做到，是不愿意做，还是没有能力做到，则值得思考。一个不曾说过"要"的孩子，我们拼命地要求孩子说"要"才给，换来的可能是孩子不停地哭泣，大人也非常挫折，显然这样的要求便是太高了。或许可以向下修正成点头，或是孩子可能也还不是很了解这个规则时，轻轻摸孩子的头，帮他点点头，然后就给，或许孩子也正一步步地被引导，往会说"要"的路途中发展。这个任务目标的难度，可能可以设定在孩子至少有5成以上的机会能做到的程度。

明确度也很重要，往往我们说："你去上课很乖，回家妈妈就买冰淇淋给你吃。"试问很乖如何定义，如果孩子上完课，觉得自己很乖，可是妈妈觉得老师问的问题，孩子都没回答，所以不乖，那么这样也可以吃冰淇淋吗？明确地定义"乖"很重要。如只要有上完课就是乖，或是老师问的问题，你都回答，无论对错，或说不知道也行，这样就是乖了。我们也会发现，当试着把目标定得更明确时，难度的问题就会再浮现，这些要求对孩子而言是否难易适中？当开始这样思考时，这就对了！这个反思的历程，会帮助我们更理解孩子，并且掌握孩子实际的能力，与孩子更靠近。

我们也常说"跟奶奶吃饭时，不能乱发脾气，如果乖，回家就去买车车"，不能乱发脾气也是一个不明确的任务，如果是弟弟抢了哥哥的玩具，哥哥哭了，那么哥哥这样算有乱发脾气吗？还是都没有哭才算？除了任务目标的不明确，也在另一个层面上反映了我们容易忽略情绪的能力，我们常假想孩子具有控制情绪的能力，但往往超出孩子真实能控制的。长久下来，也可能会影响孩子人格和自我的发展。

每一个我们希望帮助孩子养成的习惯背后，一定有我们的价值观和理念。为什么养成这样的习惯是重要的，为什么早睡早起是重要的，为什么写完功课再看电视是重要的。每一个期望的行为设定背后，都有一个理念。然而，什么样的价值观或理念才是好的、重要的，则因人而异，没有绝对的答案，但非常值得思考。身为父母的我们是否能有澄澈的心思去觉察自己的状态，觉察每一个我们对孩子期望和要求的背后，是基于什么样的理念，抑或是解决什么样的问题，这些都非常需要智慧。

4. 用赞美来帮助孩子养成好习惯

每个人都喜欢被赞美。得到别人的赞美，或是得到自己对自己的赞美，都是安定和稳定自己很重要的力量，赞美让我们的自信更踏实。父母对孩子的赞美，更是协助孩子发展正向自我概念的重要基石。我们学习用正向和欣赏的角度看待孩子，其实也在教导、示范，协助孩子也能用正向和欣赏的角度看待自己，这样的能力无论是在面对自己或是与他人的关系上，都是非常重要的。

我们一起来用赞美帮助孩子养成好习惯。比如：

"你好棒喔！虽然你觉得功课好难，你还是努力试着写写看。"

"你今天好棒喔！鞋带系不好没有发脾气，而是好好地跟妈妈说，请妈妈帮忙。"

"你好棒喔！很遵守承诺，说好只能看10分钟电视，定时闹钟响了，你就很自觉的收起来了，没有赖皮。"（图6-27）

称赞的语词虽然都是"你好棒"，变化不多，但明确地点出孩子棒的地方，即使是一个微小的动作，父母都能看懂看进去，孩子渐渐地会知道他这些付出的力气是被看重和欣赏的，不是被视为理所当然的。父母真诚地透露出的欢喜，孩子也会感受到满满的爱和鼓励。并且肯定的不只是成功的结果，更是努力尝试的过程。这是一种价值观，这样的赞美强化了孩子愿意持续努力的习惯，如果你也认同这样的价值观，那我们就一起开始赞美孩子吧！

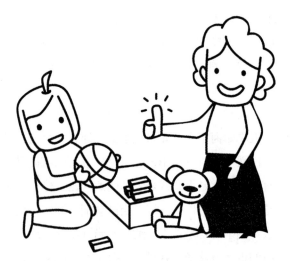

图6-27　小朋友收玩具，大人给予赞美和鼓励：你好棒喔，玩具收得好整齐

（张琦郁）

（三）幼儿哭泣问题的处理

1. 哭泣——幼儿的沟通方式

对不会用口语表达的儿童或智能障碍的儿童，哭泣可能是他唯一的沟通方式。因此当儿童有哭泣行为时，家长恰当的态度是先问自己，他想告诉我什么（图6-28），然后观察与分析哭泣的可能原因，并根据原因给予适当的回应。

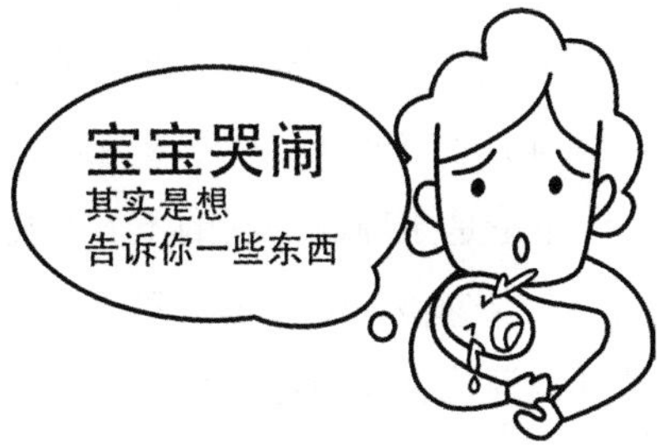

图6-28　儿童哭闹是他的沟通方式之一，家长第一个反应是先问自己，他想告诉我什么

2. 婴儿哭泣的行为变化

儿童的哭泣行为是天生的不舒服的自然表现，在社会与生理上有其意义，可以激发主要照顾者产生安抚的反应，排除其不适感。婴儿哭泣的行为随着年龄会有不同。哭泣在婴儿出生2个月内不具区辨性，至2个月大后，就会是具区辨性哭泣，就是在不同的情况，比如说肚子饿、疼痛或冷，会有不同的哭声，并逐渐与愤怒、抗议、焦虑、恐惧、惊慌、伤心等情绪相联结。因此，父母可以根据儿童哭声了解哭泣的原因而设法加以解决。

婴儿在出生后至6周大，每天平均哭泣的时间略长，在0~3周平均时间1~2小时，至6周大时，平均2小时。之后，哭泣时间慢慢减少，至3个月大时平均每天1小时，6个月大时平均20分钟。

若一个婴儿每天哭泣时间超过3小时，每周3天，持续超过3周，就可以定义有过度哭泣，需要专业团队介入。过度哭泣行为通常会使亲子互动紧张，造成儿童后续行为问题与双亲的情绪精神问题。

3. 哭泣的原因与处理

哭泣的可能原因与处理建议如下：

（1）身体不舒服

儿童可能因为想睡觉、身体病痛、太冷、太热或尿布湿了而哭泣。对身体病痛所引起的哭泣，应同专业人员处理；简单的不舒服，如尿布湿了，家长应该给予协助，解除不舒服的原因并安抚他，以建立儿童与人的信任。

（2）疼痛

任何形式的疼痛都应该尽量避免。然而有些治疗情况，会用一些儿童不喜欢或不舒适的姿势与手法，这时尽量以分心或正向鼓励的方法，并使儿童逐渐适应这些情况。

（3）怕生、撒娇、过分敏感

儿童可能因为气质处于怕生或发展阶段，家长应采同理心，以渐进方式驱除他的怕生心理。儿童若是过分敏感，建议以减低敏感的方法来处理。对撒娇的儿童，则依其家庭文化，在合理范围回应让儿童撒娇。

（4）不安全感（心理或生理）

不论是生理或心理的不安全感，家长都要了解他恐惧的原因，并以渐进的方式去除。如很少移动的儿童，对于快速的前庭刺激会觉得非常恐慌，这时应给予较稳定的帮助，等儿童能力进步后再减少帮助，改变姿势的动作速度减慢，能得到较好的治疗效果。

（5）挫折

如前所言，儿童都有逃避失败的动机。因此当活动难度太高，挫折感会使儿童哭泣、拒绝进行。家长可以适时地降低活动难度，让儿童有较多的成功经验与成就感。在临床上，整个活动期间，儿童若有一半以上活动无法成功，则困难度就宜降低。

（6）抗议

当进行的活动不是儿童喜欢的或不是儿童已有选定活动，有些儿童会用哭泣来抗议。这时要看儿童的抗议是否合理。适时地与儿童沟通协调，与之订立公正的约定，如完成某些活动，并能得到奖赏，通常可以减少抗议行为。记住早期干预原则之一，让儿童引导活动的进行，家长应以支持者的角色去协助儿童。

（7）以自我为中心、以哭泣为要挟

聪明的哭泣常常是家长最头痛的行为。有些被宠坏的儿童常以自我为中心，只要不顺心就大声哭喊，以至活动完全无法进行。这类聪明哭泣的儿童会大声哭泣，有的有眼泪，有的没有眼泪，儿童一边哭泣还一边观察周遭人们。对付这种哭泣最好的方法，就是使用隔离策略，不理会他的哭声，继续一般活动。

（廖华芳）

七 提升儿童功能

（一）如何让孩子学得更好

1. 家长是孩子最好得老师

许多家庭有特殊需求的幼儿的家长很容易将孩子的教育权拱手让人。每日沦为司机，只忙于接送，将幼儿从一个治疗室或才艺教室，送到另一个地方。孩子每周七天或许只有一天休息，其他时间都在一堂一堂课或教室之间来往奔波。这些认真爱孩子的家长，牺牲了自己宝贵的亲子互动时间，投注大量的金钱，却忘记了自己本身其实就是孩子最好的老师。家长对于孩子学习的想法及价值观，对幼儿全方位的学习扮演着非常重要的角色（图6-29）。

从孩子一出生，能陪伴且与孩子相处时间最长的，非家长莫属了。由朝夕相处、贴身互动观察或提供身教，没有人能比父母亲更了解自己的孩子，更能帮助自己的孩子学习。所以，家长应了解什么才是幼儿面对未来须具备的关键能力，这对自己孩子的学习与成长的帮助将会更多。

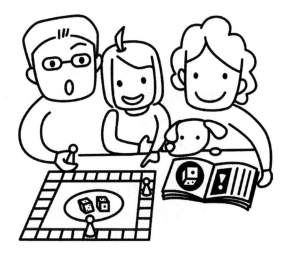

图6-29　父母陪伴幼儿游戏与学习，寓教于乐

2．创造优质的学习环境和机会

闻名世界的瑞吉欧方案教学的创始者洛利斯·马拉古齐，在《孩子的一百种语言》一书中，强调孩子有一百种语言、一百种表达和记录方式。其实孩子更有一百种多元学习方式，呼吁大人不要偷走99种，强迫孩子只能用单一方式学习。创造孩子优质的学习环境及内容时，一定要有孩子、老师、家长及社区的人士参与其中。

台湾2017年正式实施的幼儿园教保活动课程大纲强调：为了培养幼儿成为重沟通、讲道理、能思考、懂合作、有信心、会包容的未来社会公民，教保活动设计须着重从孩子与环境互动经验出发。重视获得发展孩子身体动作与健康、语文、认知、社会、情绪及美感六大领域的学习机会，并将成效和幼儿日常生活作息及当地文化联结，以培养学前幼儿具备六大能力（觉察辨识、表达沟通、关怀合作、推理赏析、想象创造及自主管理）为目标。课纲的精神与瑞吉欧教学所提出的关键能力发展不谋而合，也适用于融合教育中有特殊需求的幼儿。家长应思考如何面对孩子的真实情形，利用特殊儿童的优势学习，提供促进孩子参与的学习环境，让自己在幼儿学习、受教育的历程中扮演主动积极的角色，才可以减轻孩子适应未来社会环境的障碍程度，帮助孩子与自己的障碍相处，进而独立自主的生活。

3．帮助孩子学习的要素

每个孩子都是独一无二的，有他们独特的学习步调与风格，也有自己的学习优势。教育学者、脑神经专家对大脑与学习的研究一致认同，有效帮助孩子的学习模式，必须包含下列几个要素：

（1）提供幼儿实际（或自然）的社会情境，并能与环境互动；

（2）提供幼儿参与重复操作或练习的机会；

（3）提供幼儿主动探究有意义的学习；

（4）经由成人或同伴提供回应、支持与合作学习；

（5）让幼儿在游戏中快乐学习。

4. 慢飞天使要有个别化计划

特殊需求的孩子也像其他一般孩子一样，有个别差异，需要被关心或宠爱，透过个别适性引导，才能快乐学习成长。在学前阶段，照顾者如果能帮助孩子营造一个安全、充满关怀、支持与回应的环境氛围，对孩子身心发展与人格都有长期的帮助，更能鼓励幼儿建立信心，快乐探索，从与环境中的人、事、物的互动，培养主动学习的动力，获得全方位的学习。

为符合个别幼儿及家长的需求，设定个别化的学习目标，家长必须与早期疗育专业团队人员合作，如麦克威廉（McWilliam）所建议的，家长和主要服务提供者或教师必须建立良好伙伴关系，经由讨论家庭或家长希望幼儿学习的项目及优先顺序，将之纳入个别化家庭服务计划或教育计划中，以作息为本位，思考如何将专业团队建议的简易疗育活动融入孩子的每日生活作息（食、衣、住、行、音乐、睡眠等）中，鼓励幼儿参与，每日重复地练习。家长可观察幼儿喜欢的活动，尊重幼儿的兴趣，从中找出诱发孩子学习动机的因子，方可达到促进幼儿独立、主动学习的目的。

5. 慢飞天使的学习原则同一般幼儿

家长也可利用通用设计学习的概念，根据幼儿的特殊需求，在家中布置一个无障碍的空间，除了保护幼儿安全，还要提供幼儿多元刺激的学习环境。借着提供符合幼儿尺寸常用物品，让幼儿有参与生活自理、进食、清洁或娱乐机会。也可布置幼儿喜爱的教、玩具，鼓励幼儿自由探索，父母亲或主要照顾者善用随机教学，或提供同伴互动的游戏工作机会，帮助幼儿经由观察、模仿来学习。

另外，建议家长应秉持平常心，等待、鼓励的态度，营造幼儿快乐学习的氛围，重视创造诱发主动学习的契机，切忌过度强调灌输、填鸭式的认知学习，影响幼儿学习意愿及主动学习的能力。不要因疼惜有特殊需求的幼儿，在物质上过度的满足及溺爱，须与家人、老师或早期介入专业团队帮助孩子建立可预测、一致性、可依循的秩序感或规范，将疗育目标，落实、运用于孩子的家庭、学校等社区自然情境及每日作息中。最后，若发现幼儿遭受歧视或不公平的对待，应透过适当途径发声，为孩子争取学习受教育的权益。

（苏慧菁）

（二）如何让孩子玩得更好

1. 玩是幼儿重要的事

玩，是童年最重要的事。会玩的孩子能与环境互动而感到愉快，自然有着快乐的童年。你是否疑惑自己小时候不必怎么教、也没特别花钱学习，也就这样开心玩到大，而现在的孩子为何反倒需要父母劳心、劳力许多了？因为孩子少，每个孩子都是父母心中的宝贝，温饱早已不成问题，父母更会担心孩子落后别人，希望孩子更聪明，但现在的孩子是否更自主、更快乐了呢？奇怪的是，都市资源丰富、玩具种类与新奇花样多，孩子却不容易自己玩，喜欢黏着大人或手机。倘若父母周末有空，能带孩子外出游玩，全家却可能因为车多、人多让大家都无法玩得尽兴，大人、小孩都泄气。或许因为如此，近来露营风潮盛行，在营地里，家长与孩子都放下工作与学习，一起搭营、烹饪，找邻营的朋友、孩子聊天，打发时间，单纯的享受在一起的时间，反而在营地这有限的空间里，大人、孩子会玩出很多选择，也能变化出许多乐趣。

2．游戏中促进投入、独立与人际关系

新兴的早期干预模式，作息本位的早期干预，强调从每天的生活中协助家长帮助儿童，其中很重要的发展理念是促进儿童生活的投入。作息本位模式发现，儿童学习有三大基础，包括投入、独立与人际关系。其中，投入是最大的关键。所谓投入的行为表现，在家就是孩子会自己找有意义的事打发时间，而有意义是指符合情境与发展层级，例如，在地上打滚玩。若是一岁前的幼儿打滚玩是一种合适的投入，但如果四岁孩子在教室地上打滚，肯定有问题。在学校，孩子上学能投入学习，主动参与团体，不只是配合指令，而是在教室里，会主动去找合适的事来做，就是投入在学。而独立，指的是孩子能自发地完成，进而与人合作或互动。因此在幼儿的游戏活动设计中，要让孩子可以开心投入、可独立参与以及与他人有适当的互动及关系。

3．在游戏中学习

游戏中的学习，因为气氛有趣，孩子自然放松，学习会较容易吸收。如果能营造自然的学习环境，较容易吸引孩子注意力，更能主动参与学习。游戏的特质包括主动的、愉快的、自发的、有弹性的、自由、放松等。首先，在陪孩子玩之前，家长要调整心情，准备好自己的心态，特别是关掉电视与手机，留一段完整的时间，专注的陪孩子。家长可以提供允许孩子探索的环境、充足选择的机会与时间、空间让孩子作想做的事。家长要注意在游戏中没有绝对的标准，玩是自由、没有压力。真正投入后再玩，孩子会主动要求重复，家长要避免批评、责骂或是反对孩子。其次，家长要大致掌握孩子的能力、观察孩子的玩法、兴趣以及乐趣来源，从旁适当引导，避免为了教导而过多纠正，或是因着外在目的要求孩子去做，限制了玩的乐趣。此外，太多新奇刺激、太多挑战或是过度竞争，也会让孩子玩不起来。在与孩子玩的过程中，家长是玩伴，要适当扮演朋辈的角色，特别要注意大家一起玩，机会是均等的，对等的互动，会互相注意、配合。如"不想当王子而想当怪兽的孩子，爸妈配合，随手变出道具"（图6-30）。

4．玩具的选择

在玩具的选择上，有哪些玩具类型比较玩不腻，有变化及富有教育意义，而可以用

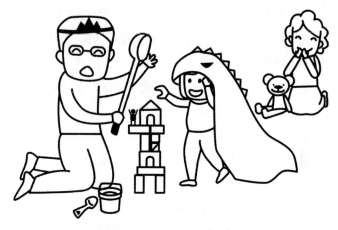

图 6-30　全家参与在假扮游戏中

来作为合适的学习环境呢？首先推荐的是组装类，像是积木，乐高等，需要动作操作才会有成品，且成品丰富有变化性，可以自己创造也能仿做。看见自己做的成品往往能带给孩子很大的成就感与自我能力感，因而百玩不腻。其次是假扮游戏类，像是娃娃屋、扮过家家等。假扮游戏的起源是复制现实生活，孩子特别喜欢扮演爸爸妈妈、老板买卖、老师学生等剧情，都是撷取某些片段生活经验。心理学者研究假扮性游戏的重要性上发现，假扮游戏中能增加孩子使用句子的丰富性及增加心智理论的学习、认知弹性与创造力、情绪与自我调节等。家长若能从日常生活中多跟孩子说话，解释情境与人事物等，能让孩子在情境下增加日常生活剧情的认识，孩子就会应用在假扮游戏中，假扮的剧本就会更丰富，玩得更好。

（萧小菁）

（三）如何让孩子和别人互动得更好

1．幼儿社会技巧是在和同伴互动中学得的

根据学者研究，在自然的环境中，有特殊需求孩子得到同伴的接纳或排斥，影响日后幼儿社会发展及学习成就。社交能力是一种使用适当和有效社交策略的能力，可帮助幼儿得到同伴的接纳，融入团体，化解冲突，维持游戏的关系，进而能与其他幼儿开始、发展及维持友谊。社交能力还包括幼儿是否具备与同伴的共同关注、符号使用、轮流的沟通技巧及非口语的社会技巧。因此，如何帮助有特殊需求幼儿与正常发展的幼儿一起互动，从工作、游戏、玩玩具等方面，学会等待、轮流、分享、适当表达自己的情感。帮助别人、沟通正向情感并适时求助等能力，更为重要。

2．促进幼儿和他人互动的策略

在自然融合的环境，为避免孩子在同伴团体中落单、退缩，不知如何与其他孩子互动，建议父母或主要照顾者，可借由下列日常作息的参与，透过不同程度的引导或协助，增加幼儿与他人游戏、工作的机会，进而帮助孩子和别人建立良好互动关系。以下是促进幼儿和他人互动的策略。

（1）帮助幼儿找寻游戏伙伴，建立朋友圈。可定期邀请几位发展正常或较弱，但社会技巧能力较好的孩子到家中一起玩耍，在放松、安全的环境中，让孩子们有自由游戏、互动的机会，培养彼此的默契。

（2）可以透过家庭的作息、身教、图片或主题绘本分享，事先与幼儿讨论如何与人交谈、沟通、游戏与合作，示范或练习使用适当词汇及社交语言（如请、谢谢及对不起，我可以和你一起玩吗），让有特殊需求的幼儿更容易参与其他孩子的活动。

（3）创造机会，透过图片或主题绘本，让其他家长及幼儿了解幼儿肢体障碍或特殊需求的情形，以及如何相互尊重，和平相处的方式。

（4）鼓励有特殊需求的幼儿，与别的孩子一起合作完成喜欢的活动，提供适当机会让幼儿展现领导的能力，经由与同伴一起学习、沟通、发展正向的社交经验，让同伴看到幼儿的优势，进而建立友谊（图6-31）。

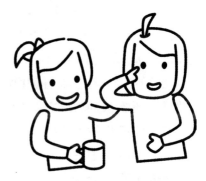

图6-31　鼓励有特殊需求的幼儿，与别的孩子一起玩耍

（5）学习、游戏时，鼓励并邀请热心、较有同理心的幼儿同伴坐在有特殊需求幼儿的旁边，一起聊天、讨论、参与传递材料、一起创作或游戏。

（6）提供适量、鼓励社会互动的玩具、活动或环境，如娃娃家的角色扮演，孩子可以一起玩煮菜分享、假扮医师、护士照顾患者或买卖游戏等。

（7）也可依孩子可以理解的程度，教导发展正常的幼儿和有特殊需求幼儿相处的方法，如认识肢体障碍孩子轮椅的操作，助行器或其他辅具的使用方式，让这些孩子知道必要时，该如何提供协助给肢体障碍的幼儿。

（8）带领有特殊需求幼儿走入社区，参与并善用社区的资源环境，如可带领孩子到社区图书馆、托育资源中心、社区资源中心、亲子馆、公园等社区自然的环境，找寻适当的场域，让孩子参与玩伴，一同玩、听故事，或进行合作及游戏。

（9）建议政府打造社区中共融式游戏场或游戏空间，让一般儿童与身心障碍的儿童有共同游戏、互动的经验，学习相互尊重、发展能力，享有快乐童年。这种游戏场提供无障碍环境，适合不同障别（例如自闭症、心智障碍、肢体障碍、视觉或听觉障碍者等），提供多元刺激、宽敞、安全、具互动性、有趣及舒适等特色。设施如沙坑、玩水台、旋转盘、非个人式的秋千等。

（10）在学前教育或不同阶段教育机构，请老师帮助孩子提供在班级、自然情境的同伴互动及社会能力的介入技巧。

（苏慧菁）

（四）如何让幼儿行动得更好

1. 行动的意义和重要概念

行动，是指孩子为了达到游戏、学习与生活的目的所采取的身体行动，包括移动身体及维持或转换姿势等。在您开始训练与协助孩子之前，有几个重要的概念需要了解与认同：

（1）行动的目的，是让孩子能借此探索、互动、学习；不是要孩子"恢复正常"或是"走得像别人一样好看"。

所有的行动训练，都可以也应该在日常情境中进行。例如孩子练习翻身，是为了拿到喜爱的玩具；睡觉前移动到爸妈身边，好让爸妈可以亲亲他/她，听睡前故事；在游乐园行动，可和同伴一起游乐器材；在家中四处移动，可以独立生活自理。没有意义的动作训练，就算孩子学会了，也不会应用。

行动要有功能，应该注意稳定度（安全）、速度、耗能与耐力。除了训练孩子本身的能力，还要从环境的支持，如辅具、环境安全等着手，才能成功。

接着我们来看看有哪些重要的基础行动，以及您可协助训练孩子的方法。

2. 抱幼儿的方法

抱孩子是早期照顾幼儿必做的事。借着正确的方式，可以促进孩子的头部控制，双手在身体中间活动，身体的挺直，与减少异常反射与张力的影响。无形中就可提供许多的训练机会（图6-32、6-33、6-34）。

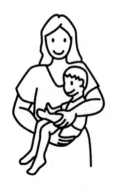

图6-32　促进头部控制的抱法
大人以手臂固定肩膀，使孩子双手在中间并维持头部直立。

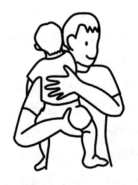

图6-33　促进躯干控制的抱法
孩子两脚跨于大人身体两侧，双手在中间。

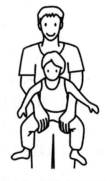

图6-34　促进躯干控制的抱法
孩子两脚跨于大人身体两侧，面向前；大人也可将自己的双手交握减轻负重。

3. 摆位的方法

幼儿在1岁以前，便会经历躺、趴、坐、站等姿势，包括维持姿势，与转换成不同的姿势。借着正确的摆位，可让孩子更容易从事日常活动，预防关节挛缩等并发症，也可增进孩子的动作能力（图6-35至图6-40）。利用摆位椅可使坐姿摆位更方便，利用站立架使站姿摆位更方便，请见第六章有关坐姿维持类辅具的内容。

4. 协助幼儿转换姿势的方法

孩子若能稍微维持住某些姿势后，便可开始练习转换姿势。借助以下练习，可让孩子增加在不同姿势活动的机会，也能促进转换姿势的独立性（图6-41、图6-42）。

5. 协助幼儿移位的方法

包括连续翻身、爬行、行走以及使用辅具移动等都是孩子可用于移位的方法。移位不必依照发展顺序，不需要先学爬才学走，而是要考虑情境与移位的目的来选择适合孩子的移位方法（图6-43）。还可以各种不同形式的助行器，让孩子能安全，有效率地行走。请见第六章家庭康复有关步行类辅具的内容。

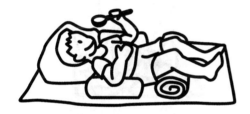

图6-35 躺姿摆位
促进手在身体中间活动，使双手与双脚容易抬高。

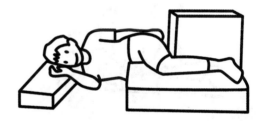

图6-36 侧躺姿摆位
有助于肌力弱的孩子移动手臂，也有助于排痰。

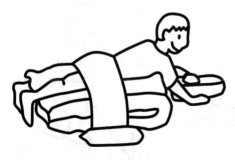

图6-37 趴姿摆位
促进头部抬高，身体挺直与手臂承重。可在胸下垫毛巾卷或枕头减低趴的难度。

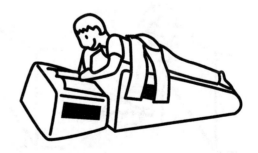

图6-38 楔形垫摆位
利用楔形垫使趴姿摆位更方便。

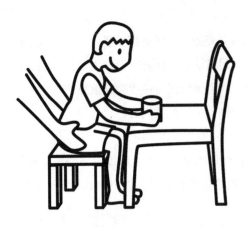

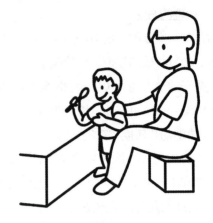

图 6-39 坐姿摆位
适当高度的桌椅，让孩子坐时能将双脚平放于地面，并能身体挺直，双手能在桌面上自由活动。

图 6-40 站姿摆位
适当高度的家具，大人坐于后方固定孩子膝盖与骨盆，让孩子身体挺直，双手能在桌面上自由活动。

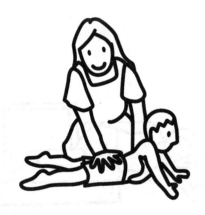

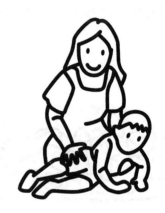

图 6-41 坐起：鼓励孩子双手撑起身体，再转动身体呈半侧躺姿坐起。大人的手在孩子的胸部与臀部协助支撑。

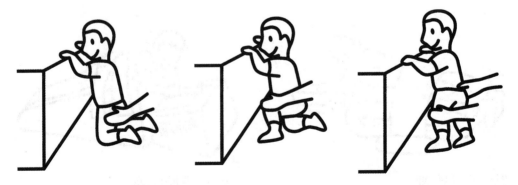

图 6-42 站起：鼓励孩子双手扶住家俱，先转成高跪姿，再伸出一脚撑直站起。大人的手在骨盆与膝盖处协助孩子转移身体重心。

6．行动的训练要让孩子有成就感

最后要提醒您，行动的训练一定要让孩子有成就感，甚至对于挫折忍受度较低的孩子应该将难度降低以增加孩子动机。善用孩子的优势能力帮助学习，例如用口令、歌谣或视觉线索帮助记忆动作或活动顺序。并且将这些训练活动融入日常生活中。例如要训练孩子行走时，可以让孩子每次由房间到客厅或出门时都用此方法移动；让孩子在趴姿下换尿布，多预留些时间让孩子有充分的机会在自然情境下练习，能观察到孩子的进步，让孩子更能借助行动参与生活。若孩子行动能力更佳，常带他去户外郊游或大卖场走走，相信他适应环境变化的移动能力以及长时间行走的动机就更高了。

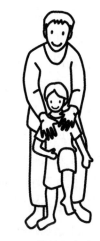

图6-43　扶腋下行走，孩子身体靠着大人，大人由孩子腋下给予支撑，协助孩子跨步。

（潘懿玲）

（五）如何让孩子沟通得更好

1．幼儿沟通行为会受大人影响

婴儿沟通的动机是逐渐形成的，早期"哭"是小婴儿应所能做到最有效的沟通。孩子刚出生时并不知道有外界的存在，肚子饿了、身体不舒服或是需要他人抱抱都是用"哭声"来表示。小婴儿常会以哭、发声、眼神、微笑、嘴巴的开合或手指物的动作等，表示他的需要或得到周遭大人的注意，或是回应爸爸妈妈的逗弄语调和行为。但是，如果孩子出现这些行为时大人没有立即给予回馈反应，孩子这些主动的沟通行为也会逐渐消失不再出现。

2．有效沟通的五要素

孩子在2~3岁时就具备会话能力，他们会知道对话必须有人说有人听，而且是轮流进行的活动。那么，如何建立有效的沟通呢？是否一直和孩子说话就能促进孩子的沟通能力？

有效的沟通必须具备五种要素包括：

（1）沟通动机的启动；

（2）使用正确且有效的沟通方法；

（3）提供完整的沟通内容；

（4）有强烈需求的情境；

（5）成功达到沟通的目的，也就是需求获得满足。

3．如何引导孩子有效沟通

当我们和孩子说话时也要同时观察孩子的动作行为和表情，如果孩子是在很有兴趣及愉快的情况下，这样的沟通才能达到目的。爸爸妈妈该如何开始和孩子建立良好的互动行为，并不能等到孩子会说话才开始，其实在孩子婴儿时期就必须开始建立，当孩子们对环境的安排有反应时，大人应回应孩子的沟通企图，立即的回馈、支持性以及正面的情感的回应，这些将深深影响儿童沟通的意图与学习。家长如何帮助孩子达成有效沟通呢？以下是引导重点：

（1）引起孩子沟通动机

动机是启动沟通的钥匙，在沟通的发展阶段中，需先有沟通意图才会进一步产生沟通行为。平常爸妈就要有敏锐的观察力了解孩子的喜好及兴趣，然后制造机会例如喂孩子吃饭时，喂他吃完一口之后，假装忘记要继续喂他，等孩子自己出声音、用手指食物或是说出"要吃"的语音时才再喂他吃。

（2）和孩子保持眼神的接触

眼神的接触是婴儿用眼睛沟通的方法之一。婴儿在最初的六个月就学会跟随爸妈的眼光。大约到十二个月大宝宝就能清楚找到目标，也逐渐学会在目标和沟通的对象之间来回地看。当你从抱他和喂他的亲密时刻里就可以看出来，即使只是眼光接触也能激起双方的其他社会性反应。所以请记住这点在和孩子做任何活动时都要保持眼神的接触，有了眼神接触及共同注意之后借助这样的过程开启沟通的通道。

（3）和孩子一来一往轮流

轮替是社交学习有效沟通的基本技巧，早期婴儿还没有口语时是靠观察成人的回应来学习轮流等待。孩子会观察爸妈的反应。当他兴奋时你会静静地看着他，孩子咯咯的笑声停下来时你就会再逗他笑，这样一来一往的无声循环互动就是为孩子互动和交替沟通模式扎下根基，孩子有效的互动需要伙伴轮替动作和沟通，然后等着另一方反应，要有双向的交流，且轮流的频率时间要均等。爸妈在和孩子沟通互动时，需要耐心等待，给孩子足够的反应时间。

（4）提供孩子模仿行为

你的孩子会模仿你吗？他只模仿你的动作，还是模仿你的意图及情感呢？有意义的模仿很重要。孩子是透过模仿学习的，这是进入社交的主要步骤。针对小婴儿，模仿孩子的声音和表情是最容易的达成的。但是当你模仿之后必须停下来等待观察孩子的反应，当你模仿他之后，孩子开始关注你时，才能转变成孩子来模仿你。对于较大的孩子，在家中可以和孩子玩扮演游戏，利用卡通人物或是孩子熟悉的绘本里的角色，和孩子一起演出其中的角色，提供孩子模仿沟通互动及对答的脚本练习。

（5）制造沟通需求情境

虽然孩子说话必须在自然的情境中进行，但有些孩子的特质则比较被动，语言发展也慢需要从旁给予协助，更要制造沟通需求情境，给孩子有多练习的机会。后续有更多例子说明。

（6）运用互动式的亲子游戏

爸妈要切记，孩子是需要和人互动的，只有在和他人互动和沟通的情境下，孩子才会发现说话可以帮助他有效沟通，开口说话对他才会有意义。游戏是孩子的天性，家长可以利用一些简单的游戏，如躲猫猫、搔痒、把孩子举高、面对面唱儿歌和比手画脚、丢接球、藏和

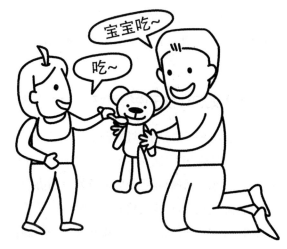

图6-44　爸爸与女儿在扮过家家亲子游戏

找物品、扮过家家等活动亲子游戏，增加孩子和他人的互动技巧。比如，与孩子一块玩过家家游戏时，大人是蹲下来和孩子保持眼神接触，同时来增加孩子和他人的互动沟通技巧（图6-44）。

（7）应用替代性辅助沟通系统

每位小孩都有沟通的需要，但是有些孩子是很困难或是根本无法用说话来沟通。对这些孩子我们可以使用很多种不同的辅助性和代替性的沟通方法。这些方法称为扩大性及替代性沟通（Augmentative and Alternative Communication，简称AAC）。AAC采用各种沟通的策略，不完全依赖于自然语言。这些方法包括手语、图片、高科技电脑。专用于儿童语言沟通手机应用程式（Application，APP）通过用各种方法去促进你孩子的沟通表达能力，让孩子有许多社交的机会，提升其沟通品质。

4. 家长制造沟通需求的几项情境

以下提供家长几项情境，以引导孩子产生沟通需求：

（1）将孩子喜欢的物品放在看得到却取不到的地方，例如把孩子喜欢的玩具车放在高高的柜子上。

（2）故意让孩子无法参与喜欢的活动，例如不让孩子跟着姐姐去公园玩。

（3）提供孩子自己无法操作或无法独力完成的物品，例如孩子无法打开盖子的瓶子。

（4）提供给他与现在情境无关的物品，例如在吃饭时给他牙刷。

（5）只提供不合常理的少量的物品，例如平常都是添一碗饭，今天只添一口饭。

（6）故意忘记提供目前情境必要的物品，例如吃饭时忘记拿汤匙给他。

（7）故意忘记将孩子纳入活动中，例如全家要买早餐时故意少算他一份。

（8）在孩子面前呈现新奇的物品，例如拿出新奇的玩偶来引起话题。

以上所提供的情境家长需要依每个孩子的需求状况去做选择，并不是盲目的使用，任何活动都必须建立在孩子的最感兴趣的活动上。

（陈美慧）

（六）如何让孩子说得更好

1．引导孩子说话的共通原则

其实引导孩子说话并不困难，孩子生下来就具备说话的基因，但是孩子语言发展虽然源自于天赋，更需要后天环境及教育的协助与引导。

引导孩子说话有几项共通的原则：

（1）和孩子说话时要蹲下来和孩子一般高；

（2）和孩子面对面说话，让他看着你的眼睛；

（3）说话要简短清楚，让孩子注意到，且听清楚；

（4）耐心等待孩子回应；

（5）注意孩子有兴趣的活动，观察孩子脸部表情的变化，并倾听孩子把话说完；

（6）每天留一段时间陪孩子阅读、玩游戏或说说话；

（7）常常鼓励孩子勇于表达，并给予赞美。

当然每个孩子的成长顺序都不一样，如何针对不同孩子的情况给予引导，以下是给爸爸妈妈的建议。

2．引导不太说话和很少说话的孩子的方法

如果孩子目前不太说话和很少说话，这是孩子正处于语言学习前的阶段，应着重于孩子感官的学习，让孩子多用耳朵听，多用小小嘴巴玩声音并模仿声音。

（1）引导孩子去听周围环境的声音，去看看声音从何处传来。如妈妈在泡牛奶的声音、关门的声音、汽车喇叭的声音。

（2）常常呼叫孩子的小名或名字。

（3）用简短且愉悦的声音放慢速度和宝宝说话，并鼓励宝宝模仿，逗他发笑。

（4）和孩子玩口腔动作游戏，如伸出舌头舔棒棒糖、吹泡泡。

（5）和孩子玩嘴巴声音的游戏，如汽车汽车叭叭叭、小猫小猫喵喵喵、小狗小狗汪汪汪。

（6）回应孩子所发出来的声音，也可以试着模仿他的声音。

（7）经常将物品的名称告诉孩子，并鼓励他发出类似声音，尤其是当他正在注意某样需要的东西时。

3．引导只说单字和简单句的孩子的方法

如果孩子目前只说单字和简单句，这个阶段的孩子正在发展口语表达，非常需要大

人的鼓励与肯定。这时爸爸妈妈应该多点耐心倾听您家宝贝开口说话，避免太急而打断他说话。这时不适合去矫正孩子的发音，而是尽量示范正确的发音或句子。

（1）配合情境，适当扩展孩子的单字句或简单句。如孩子说："杯杯。"妈妈可以说："你要'杯子'吗。"孩子说："爸爸车。"妈妈说："爸爸在开车。"

（2）示范描述物品特征，如妈妈说："哇，好大的苹果。"

（3）跟孩子说你正在进行的活动，如妈妈说："我要先拿杯子再去倒开水。"

（4）经常陪孩子一起阅读绘本，爸爸妈妈先念给他听，多念几次以后，再请孩子念一段给您听，即使念错了也不要太在意。

（5）经常和孩子一起朗诵有韵律的文句，如唐诗或三字经。

（6）经常以简单的问题提问幼儿，如"你要去哪里呢"。

（7）经常和孩子玩模仿动物或其他角色扮演游戏。

（8）对于孩子提出的问题，要认真回答并尽量使用完整句回应。

（9）和孩子玩"你说我猜"或是玩"比手画脚"的游戏。

（10）引导孩子主动与其他小朋友一起玩游戏，或是请邻居小孩到家里来玩。

4．引导说话熟练的孩子的方法

如果孩子目前说话已经很熟练，孩子应该是很会说话也很爱说话，能使用完整句子和大人沟通对谈，这阶段要训练孩子使用较抽象的字词和说复杂的句子。孩子能和大人或同伴对谈自如且能在同一主题下一起讨论，说有逻辑性的故事或完整陈述一件事的经过。这时，家长应经常陪伴孩子一起看图说故事或阅读绘本，由爸爸妈妈先念给他听，多念几次以后，再请孩子念一段给您听。对于较大的孩子爸妈可引导孩子复述故事，并适时向孩子灵活的提问问题（图6-45）。

（1）适当的提问问题，并帮助孩子形成概念。

（2）和孩子对话时，尽量使用较复杂的语句，如我们明天一起去动物园看大象和猴子。

（3）每天抽一些时间，让孩子告诉您他今天在学校做了些什么。发生了什么有趣的事。鼓励孩子清楚的描述出事情发生经过。

（4）当孩子画图时，问他画些什么。等他画好帮他在画纸适当处用文字写下来，让孩子作对照。

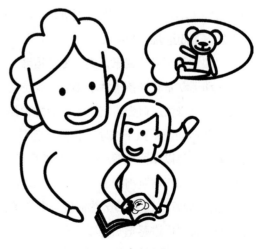

图6-45　家长应经常与孩子进行语言沟通

（5）和孩子一起玩看图说故事或故事接龙游戏。

（6）鼓励孩子传达消息。

（7）鼓励孩子与同伴互动讨论，合作完成作业或游戏。

（8）带孩子到户外，让他多看、多听、多想、多说。

（9）陪孩子玩角色扮演游戏。

（10）和孩子一起讨论活动，并鼓励孩子表达意见及想法。

5. 训练孩子说话的策略

最后，提醒家长训练孩子说话的几项策略：

（1）尽可能让孩子多看、多听、多模仿、多交谈；

（2）提供孩子模仿学习的机会；

（3）引导孩子复述故事；

（4）引导孩子去叙述事情；

（5）适时向孩子灵活提问问题；

（6）引导孩子正误辨别的能力；

（7）鼓励孩子边说边做。

（陈美慧）

（七）五种运动：灵活孩子的樱桃小嘴

1. 口部运动帮助语言与吞咽

语言治疗师帮助孩子能够有效地沟通，不但要会说话也要能说得清晰。还帮助孩子有效的咀嚼和安全的进食与吞咽。为了促进孩子的语言沟通与吞咽进食能力，语言治疗师会指导家长在日常生活中带着孩子一起来动动樱桃小口和红苹果脸蛋儿，这就是非言语的口腔运动。本文介绍五种促进语言与吞咽能力的口部运动。

2. 口部运动的种类

口腔运动可以分成三大类，主动运动、被动运动和感觉刺激的运用。

主动运动是教导孩子活动小口，要主动做到最大的活动范围，做出延展的运动，利用力量训练来增加口腔肌肉力量、耐力和强度。

被动运动是帮孩子按摩、搓揉、刺激、轻敲、震荡，这些运动可以增加感觉输入、促进循环，可以保留或增进关节活动度，也可以降低口腔异常的反射，提升正常化的喂食形态，辅助正常肌肉张力，降低口腔过度敏感。

感觉刺激可以运用冷／热温度、电刺激、高频率震荡等感觉输入法，来增加敏感度。冰冷刺激可以增进感觉知觉以启动吞咽反射；电刺激的使用可以强化吞咽肌肉的力量。

当口腔运动是针对构音动作来进行训练时，称为构音动作训练。构音动作训练可以促进孩子语音发展。当孩子口语尚未发展出来时，或是口语发展出来，但是构音不清晰时，皆可以采用。这些非言语口腔运动，可以增进掌管说话的肌肉群的张力与肌力，也能提供孩子学习使用基本的口腔行为如吸吮与咀嚼，不仅能促进咀嚼吞咽功能，这些运动还可以稳定上下颚的阶层运动，或诱发语音发展的口腔基础技巧，最终的目的是促进语音的发展。下面将依不同口腔部位的动作训练来说明五种动作。

3．双唇运动

双唇运动的步骤如下：

（1）做一个大大的笑脸，然后放松，再做一个大大的笑脸。

（2）尽量的圆唇做出"呜"的嘴型（图6-46），再尽量地做出"咿"的嘴型（图6-47），然后交替做"呜""咿"的嘴型。如果孩子无法自己念出"呜""咿"时，家长可以利用洗脸的时候，用双手帮孩子左右拉开嘴角成一字形，再将左右嘴角同时推向中间靠在一起成圆唇动作，如此交替重复数次。

（3）双唇紧闭后，夸张的念"趴""怕"。

（4）嘴唇闭紧，鼓起脸颊，然后放松，再做闭唇鼓脸颊的动作。

（5）嘴唇闭紧，先鼓起一侧脸颊（图6-48），放松后，再鼓起另一侧脸颊，然后两侧脸颊一起鼓起来。接下来再鼓起上嘴唇（图6-49），然后鼓起下嘴唇，放松之后再从头做一遍。

（6）翘起嘴唇做亲嘴的动作

（7）如果孩子无法配合做出以上的动作，可以教孩子吹泡泡、吹哨子、吹玩具喇叭、吹笛子、吹接着吹管的气球等。训练原则一定要让双唇抿住管口，而不是以门牙咬住。

（8）用吸管吸水或吸饮料，而不要直接以杯子喝水或饮料。理由是用吸管吸食物需要口腔肌肉的合作，双颊要紧绷，舌头要用力后缩，双唇噘起，才能吸起来。

4．舌头运动

舌头运动的步骤如下：

（1）张开嘴不要闭起来，然后用舌间念出"拉拉拉拉拉"。

（2）舌尖舔着上门牙后面的牙龈（图6-50），维持3分钟，接着休息吞口水。之后再重复。

（3）舌头舔上门牙后面的牙龈，再舔下门牙后面，重复数次。

（4）练习发舌间音，"te-te-te-te-te""le-le-le-le-le""de-de-de-de-de"。接着可以练习将这些声音做结合，如"弟弟踢踢"。

（5）大声且用力发"够、够、够"。

（6）舌头贴着上面的硬腭用力往后吸5~10秒。如果练习到可以很容易地吸吮之后，再加入一个步骤，让舌头贴着上面的硬腭，同时下巴开合开合地运动着。

（7）拿一支棒棒糖先涂抹上下唇，然后自己舔着棒棒糖抹过的双唇。也可以将花生酱、果酱、蜂蜜等任何可以黏附在嘴唇的食物沾在嘴唇上，再练习用舌头舔下来。接着练习伸出舌头舔棒棒糖（图6-51）。

（8）将舌头停在口腔中不要碰到嘴唇或牙齿（图6-52），绷紧舌头再放松舌头，如此交替数次。

5. 脸颊运动

（1）再次使用吸管。

（2）紧绷脸颊。

（3）将双唇靠紧，收缩脸颊（图6-53）。将嘴唇做成圆形念一个"欧"（图6-54），重复数次。

6. 下巴运动

（1）咬紧固齿器，默数10下，放松后再重复咬紧。

（2）将Y型咀嚼棒置于上下门牙之间，将其往下压下颚时自己要试着向上关起下巴。

（3）转动Y型咀嚼棒置于一侧的臼齿之间，让嘴巴开到最大范围。咬住固定这个范围同时让舌尖上下来回舔。此运动可以促进下颚在舌头活动时维持稳定不动。

7. 促进口部运动的协调

（1）说5次"怕他看"后休息再重复念。然后越念越快，之后也可以将顺序调换为"他怕看"或"看怕他"等。

（2）舌头舔嘴角（图6-55），然后沿着嘴唇舔一圈，回到起点时再反方向舔一圈嘴唇。在这个过程中，嘴巴要张开成圆形下巴不要动，只有舌头执行舔嘴唇的运动（图6-56）。训练前可在口唇上涂上少许蜂蜜或红糖。

8. 其他方法

（1）使用固齿器或Y型咀嚼棒是一种提供触觉的线索，可以增进口腔感觉的输入，也可以促进活动的正确。

（2）将食物黏着于口腔上方练习舔下来。也可以放在嘴唇上或放在脸颊内侧，放在固齿器上，都可以举一反三的使用。

（3）善用镜子。一起看着镜子，让孩子模仿家长的动作，家长可以说："魔镜魔镜说……"，看镜子是一个很好的视觉回馈，可以延长孩子学习的专注力而不分心。因为有些孩子会喜欢对着镜子扮鬼脸，所以这样可以延长孩子注意力停留在镜子上的时间。

所有的运动要依据语言治疗师评估孩子目前的口腔动作能力、口语理解与表达能力来选择适当的运动来练习，当然能够将这些口腔运动融入日常生活作息活动中则是最好不过了。

（张绮芬）

（八）如何让孩子学会照顾自己

1. 家长每天引导孩子练习生活自理

特殊儿童的早期干预目标，很多是在日常生活中借助家长的引导来达成，尤其是生活自理独立或半独立。以孩子已开始有出现的行为或兴趣，营造机会，让他每天练习几次，并有成功的经验，且在成功时，给予奖励。孩子就逐渐学会照顾自己的方法和习惯，并培养解决问题的能力。

2. 家长引导儿童生活自理的原则

以下是家长在家配合例行生活活动，引导儿童生活自理的原则：

（1）配合儿童的兴趣。

（2）诱导但不强迫，不要和儿童有争吵及闹脾气。

（3）循序渐进，增加儿童的成就感。

（4）在各发展技巧萌发阶段，训练效果比较好。

（5）在指导过程中享受亲子互动乐趣。

（6）一次训练时间尽量不要太长，当儿童觉得厌烦时就停止。

（7）遵循示范—等待—鼓励—等待—示范的原则，让他有足够的时间反应，在完成事情后要立即给予鼓励。

（8）尽量给予建设性的教导，不要用批评或指责的方式。

（9）遇到儿童反抗或消极反抗时，分析原因并善用行为处理或引导方法。

（10）要有耐心和时间。

发展技巧的萌发阶段，指的是儿童技巧的表现有时候会，有时候不会，这是训练孩子的绝佳时机。训练时，尽量融合在游戏中来进行。游戏可定义为"对环境一种愉快的探讨"，它在孩子的发展过程中占很重要的地位。游戏的重点是要家长和儿童都快乐的参与投入，而且要让儿童经历到不同的玩法。把日常生活独立训练变成一个好玩的方式，如让孩子假装是妈妈，妈妈假扮是小婴儿，让孩子练习照顾别人，进而增强他的生活自理能力。另一个要点是家长要敏锐并耐心观察儿童的反应及适当回应。孩子在进行活动时，会专注，会愉快投入，甚至会骄傲地告诉他人，他会自己做了，这都表示孩子有动机。只要孩子愿意去尝试，不论是否成功，都是应该鼓励的。

3. 依孩子的能力和年龄逐步训练

训练儿童生活自理，要给予儿童有练习的机会以逐步培养独立的能力与习惯，并要有耐心等待儿童的反应。在适当时机鼓励儿童参与生活自理的动作。从3～6个月的喂食活动就可以开始进行，如让孩童自行扶奶瓶吸奶。大小便的训练也在儿童生理成熟后就可开始。家务活动的参与可增加儿童的效能与责任感。在2～3岁大的时候协助整理自己的玩具，或将垃圾丢到垃圾桶都是容易达成的活动。

此外，随着儿童的成长，也要开始训练他遵守社会规范，也就是对儿童成熟度的要求。一味地对儿童采取放任态度，会让儿童变得以自我为中心。若儿童有其他行为问题，如不安全依附，或是无论如何引导，都没有进展，可请教专业人员。网络上有许多资讯，针对不同年龄与不同需求的婴幼儿，提供家长在家进行的活动照顾与参考原则。有些损伤极重度的儿童，可能终其一生都要别人协助，然而家长若从小引导，他也可学会在被照顾过程中的参与，减少照顾者的负担，也是一种训练。

4.独立大小便的训练

以下以大小便的训练举例来做说明：

（1）如何知道可以开始大小便训练了

详细观察以下几个指标，若幼儿大部分达成，便可开始训练：

1）在白天，可保持尿片干爽最少两小时或在午睡中没有尿湿；

2）大便的时间变得有规律；

3）能用表情、动作或说话向你示意有尿意或便急；

4）能遵从简单的指示；

5）对上厕所或坐便盆感兴趣；

6）会因为尿片弄脏了而感不安。

（2）大小便训练前的预备

1）让孩子每天吸取充足的水分和纤维；

2）为孩子准备合适的便盆；

3）多跟孩子讲关于上厕所的故事；

4）让孩子跟着你或兄姊一起上厕所；

5）给孩子穿上宽松和较易脱下的裤子；

6）不包尿片而改穿棉质学习裤。

（3）大小便训练的方法与原则

1）选择合适的日子和足够的时间；

2）根据孩子的排泄规律，安排孩子日常生活的如厕时间（如：早上起床后、饭后）；

3）观察到孩子有便急的迹象时，便问他是否有如厕的需要；

4）多鼓励，不强迫。

5.分解小步骤并用图示提醒

对于迟缓较严重的孩子或对于学习较慢的儿童，将生活自理任务分解成许多小步骤，画成图案或拍照片，并将图案贴在自理活动发生的场所上，持续逐步训练引导。例如，可将小便分成几个小步骤（图6-57），画成图案，并将图案贴在厕所门上，持续逐步训练引导，最后儿童才会独立完成所有步骤，不需提醒。

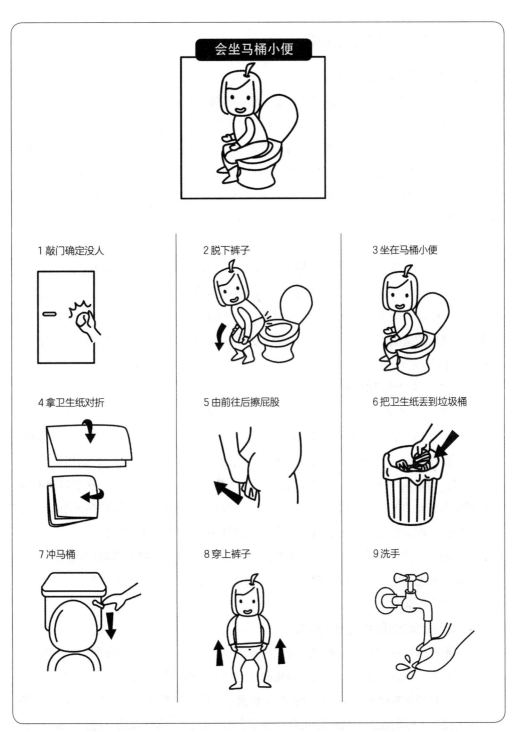

图 6-57 对于学习较慢的儿童，将小便任务分解成许多小步骤，画成图案，并将图案贴在自理活动发生的场所上，持续逐步训练引导。

（廖华芳）

（九）如何引导孩子自己吃喝

1. 让孩子自己吃喝好处多

"小宝，过来坐好! 乖乖吃饭!""小宝，怎么吃得那么乱啊!""怎么只吃一点点!""吃快一点，不要玩!"。相信以上这些状况爸妈们并不陌生，为了让孩子能吃得饱又能乖乖吃饭，爸妈常常都要自己喂孩子吃饭，要不停地一口一口喂，常常喂了孩子才有空吃自己的，几乎没有享受一家人同在餐桌吃饭的时刻。而孩子也很习惯了饭来张口，吃什么、吃多少都没有控制，更错过了锻炼手部、口腔咀嚼和协调能力的好时机，也剥夺了孩子对食物的探索机会。让孩子自主进食好处多多。可以自主进食的孩子，得到的锻炼更多。

哈佛大学的一项人脑发育研究表明，婴幼儿进行自主的外部探索越频繁，大脑各区域间的协调能力则更强，可以训练视觉、味觉和嗅觉的灵敏度。让孩子完成手的抓握、送入口腔、咀嚼、吸吮、吞咽这一系列过程，可以锻炼孩子的协调能力，为学习发声和说话打下良好的基础，也让孩子的手部能力大增，从每天的进食过程中有机会去探索更多好玩的事物。

2. 宝宝什么时候可以开始自己吃

国外主流观点很鼓励孩子自主进食，英国育婴中心，提出了一个"超前"的自主进食理念："由婴儿主导的辅食添加方式"。认为只要孩子不是过敏、早产等特殊情况，从能稳坐并开始进食辅食的那一刻，就可以直接给孩子提供手指食物。根据美国儿科学会的指引：可从玩勺子开始，慢慢过渡到用勺子进食。所以大约在8~9个月的时候，你就可以在用餐的过程中给他一个小勺子，先让他握在手中玩耍。当孩子知道如何正确拿勺子之后，再试着让他用勺子自己吃东西。刚开始尝试时，你可能想让他从你的勺子和他自己的勺子中轮流吃。不过，当他能够连续地将自己勺子中的食物放进嘴里以后，你就可以放心地帮他往勺子中加食物了。一般来说，1岁以后的孩子，就具备了用手和汤匙自主进食的能力了。

3. 如何让宝宝开始自己进行吃喝

（1）规律的用餐时间：用餐时间并无特定时间标准，只要定时规律即可。规律的用餐能让孩子拥有良好的作息，更可以避免孩子过度饥饿或饱足的发生。

（2）营造轻松愉快的环境：刚开始要塑造孩子自己进食的行为，环境的营造很重要。爸妈一定要先关掉电视和手机，避免会让孩子分心的事物。你可以放一些轻音乐，制造轻松吃饭的愉快气氛，孩子开始时肯定会吃得慢，切勿焦虑不要催不要急。如果宝宝乱扔食物，要冷静温和的处理，要让孩子觉得吃饭气氛是非常愉悦的（图6-58）。

（3）准备合宜且安全的桌椅：我们可以让孩子坐在合适的儿童餐椅上，尤其是肢体

有障碍的孩子更需要有合适的摆位椅，一定
要有很好的肩颈及腰部的支持让孩子坐直，
避免孩子因为自己吃饭而出现不恰当的肌
肉张力。帮他戴上围兜兜，餐椅下面还要铺
上一块塑料布或防滑垫，方便爸妈收拾食物
残渣。

（4）准备适当的进食器皿：选择孩子适
当的进食器皿，准备较轻又不容易摔坏的儿
童餐具。

（5）餐具的准备：让孩子有自己专用的
勺子、碗和杯子。碗的选择、汤匙的选择或

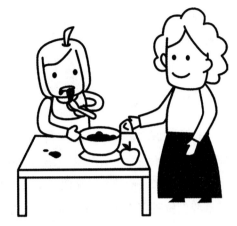

图6-58　营造轻松愉快的吃饭环境与气氛

杯子的选择，都必须考虑孩子手部功能及动作能力，给予方便维持的汤匙及稳定的碗，
是孩子自己吃的重要因素。杯子的选择可依个案双唇闭合能力来选择有双握把的鸭嘴
杯、附有杯盖和吸管的杯子。

（6）准备色香味俱全的食物：爸妈在准备给孩子的食物除了要颜色好看之外，必须
考虑适合孩子目前可以安全又好进食的食材。要依孩子现有的口腔动作能力发展，循序
渐进改变食物材质，特别是需要咀嚼的食物，包括流质食物、泥状食物、软质食物、半
固体或固体食物等。让孩子从泥状或软质食物开始，慢慢增加能让训练孩子咀嚼能力的
食物。不要一直停留在流质或软质食物，应该依孩子的发展给予半固体或固体食物，但
是一次不要给太多，而且最好将食物切成小块，让孩子有机会练习口腔肌肉的协调及力
量，同时也能促进其发展其说话清晰度的能力。

（7）全家人一起用餐：和孩子一起坐下来吃饭，用餐时间是全家人相聚在一起的重
要时光，一定要让孩子参与到大人的就餐中。如果家中有哥哥姐姐做好榜样，的确会彼
此影响，爸妈就可以省力许多。

（8）注意宝宝的进食状况并多多给予赞美鼓励：实际上开始辅食阶段的宝宝，有能
力控制自己的食量，懂得用勺子或手指把食物送到嘴巴，然后咀嚼并慢慢咽下。所以为
了防止孩子咬下大块的食物被噎住，家长要准备适合宝宝咀嚼能力的食物，且必须在一
旁监护着宝宝。孩子不仅需要不断的练习，更需要爸妈的鼓励和信心。

（9）不用担心孩子没吃饱：自主进食也是按需要进食而不需要严格控量。孩子一顿
饭没吃饱，会用他们自己的表达方式补回能量。所以不必担心，通常一顿吃少了，只要
不中途乱喂零食，下一顿就补回来了，如果孩子选择不吃了，就不要勉强。

吃是人类最基本的生理需求，孩子不只能透过吃来满足生理需求，更能在吃饭的过
程中学会手眼协调等动作控制技巧。孩子在用餐的过程也学会了独立自主的能力，家长

在训练的过程难免会遇到孩子不听话或难以控制的场面，在此过程中爸爸妈妈一定要有耐心，孩子吃饭的好习惯养成之后就不易改变了。

（陈美慧）

（十）告别尿布

相信对每位家长而言，小朋友何时可以不用穿尿布会是一个很大的问题，这不但是宣示宝贝开始练习生活自理，还可以省下一笔尿布的可观开支。父母的心情也是忧喜参半。所以，如何帮助小朋友适应告别尿布的这一段时间和方法，对父母来说就更是重要了。我们整理了以下几点重点，希望能帮助新手爸妈在帮助小朋友脱离尿布上有一些帮助。

1. 何时开始训练宝宝独立上厕所

一般说来，泌尿道和消化道神经成熟的时间点大约都在1岁半左右，要考虑小朋友的认知和坐小马桶的平衡能力，还有每一位孩子的气质不同，对父母的依赖也不同，于是不同的孩子就有不同开始训练的时间。一般来讲，2~4岁是一个不错的时机，也请父母注意，有一些小朋友因为戒尿布的时间较晚或者是稍微依赖，开始训练的时间会比较延后，这时大人不要总是摸小朋友的屁股开玩笑地说："你这么大了，怎么还在包尿布啊。"千万不要伤到小朋友的自尊心。另外，有各种不同的专家针对小朋友提出不同的戒尿布的方法，对不同的小朋友应有各种不同的方式，父母有不要执着于什么是标准答案。

2. 如何训练宝宝表达要上厕所

这时父母应该考虑自己小孩的语句长度和语汇多寡，短则可以用"嘘嘘""尿尿""嗯嗯"代表，多则可以用"妈妈，我要大便""爸爸，我想要尿尿"等句子表达。一开始的时候可以亲子一起上厕所，由爸妈示范坐在正常居家的马桶上，小朋友坐在他自己的小马桶，由每天坐三到五分钟开始练习，然后渐渐拉长时间，原则上不同的小朋友可以有不同的适应时间，只要一步一步地延长即可。

3. 如何选择宝宝便盆椅

一般居家用的马桶对小朋友来说太高了，如果父母希望由居家马桶开始训练起，那有两个重点，第一是练习时父母一定要陪在旁边帮忙扶着，以帮助小朋友在马桶上的平衡；另一个是如果要训练小朋友自己上下马桶，前方或侧方最好有一个固定好的小箱子或小板凳，让宝宝可以自己练习。当然最好是由宝宝的便盆椅开始，而因着价位和功能的不同，市面上贩售多种便盆椅（图6-59），父母可以带小朋友一起去挑选他喜欢的颜色和图样，或者是在买回家后再贴上宝宝喜欢的贴纸等物品，让小朋友觉得便盆椅是属于"他的"，坐上去是有安全感的，而不是要被训练或被要求学习某件他不熟悉的项目。不过，这些方法只供参考，目前没有第一级的实证研究，所以无法统一而论。

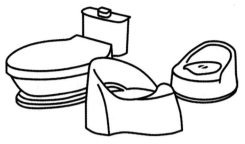

图6-59 各式各样的便盆椅，父母可以带小朋友一起去挑选，让小朋友觉得便盆椅是属于"他的"，安全的，熟悉的。

4．如何帮宝宝适应便盆椅

一开始父母不用忙着帮小孩拉下尿布，可以先练习坐在较低的便盆椅上，让小朋友包着尿布或穿着裤子在便盆椅上坐着，享受"哇，这是我的座位"的感觉。然后由爸爸妈妈在一旁引导示范给他看说大人是怎么样脱下裤子坐在马桶上的，进而让宝宝产生"嗯，我也想要试试看的想法"。过程中父母可以大力夸奖小朋友，可以自己去找小马桶并且自己大小便，让小朋友知道这是一件自然的行为，然后养成习惯。另外，有些研究显示上学以后的小朋友在训练上是比较快的，可以提供父母参考。

5．如何让宝宝养成开始使用便盆椅的习惯

在"告别尿布"这过程中有一点很重要的，就是父母如何帮小朋友把"尿布＝大小便＝便盆椅"的想法联结起来。所以在一开始宝宝想上厕所时，父母可以让他包着尿布坐在便盆椅上，然后等真正上出来以后，父母再等5～10分钟，和小朋友讨论现在湿湿的、臭臭的、不舒服的感觉，然后再帮宝宝把尿布换下来。而使用过的尿布连同内容物一起放进小马桶中，然后再和宝宝一起练习"尿布拜拜"等概念。久而久之，小朋友自然有了如果想上厕所就去找他的便盆椅的念头了。另外，有一些研究显示某些特殊诊断疾病的孩子最好晚一点开始训练，这一点可以多加留意。

6．训练时间因人而异

最后提醒家长，帮助小朋友脱离尿布的训练时间因人而异，通常会花上三到六个月的时间。如果能在春夏之际开始训练是比较合适的，训练的过程中偶尔会有意外，也不用太气馁，轻松一笑，再接再厉就好。对小朋友尽量采用正向的言语，平时也可以告诉他说："你今天真的好棒，坐在小马桶上五分钟了。"或说："你昨天有在小马桶上嗯嗯了，怎么这厉害啊。"记得不要有责骂的语句，让小朋友对脱离尿布的训练产生畏惧。如果成功了，大约再一到二周后就可以穿上免洗裤或是学习裤，等白天训练成功以后，就可以开始训练晚上的部分。如果男生坐着上小号成功后，可以再训练他站着上厕所，而就算是神经发展正常的小朋友，在刚戒尿布成功的之后偶尔有意外那也属于正常，培养小朋友"再试试看"的态度即可。只要保持以上态度，父母和宝宝就可以愉快的享受这一段练习的亲子时光。慢慢地，父母就会发现宝宝已经长大，已经可以成功地转移到居家的马桶上上厕所了。

（李立榕）

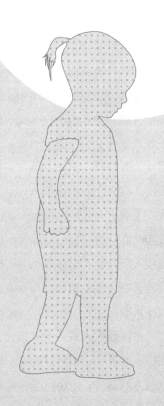

第七章
——
康复资源

国家级及省级残疾人联合会

国内主要儿童康复医疗机构（大陆）

1. 中国残疾人联合会：http://www.cdpf.org.cn/。

2. 北京市残疾人联合会：http://www.bdpf.org.cn/。

3. 天津市残疾人联合会：http://www.tjdpf.org.cn/。

4. 重庆市残疾人联合会：http://www.cqdpf.org.cn/。

5. 河北省残疾人联合会：http://www.hebcl.gov.cn/。

6. 山西省残疾人联合会：http://www.sxdpf.org.cn/。

7. 内蒙古自治区残疾人联合会：http://www.nmgcl.org.cn/。

8. 辽宁省残疾人联合会：http://www.lncl.org.cn/。

9. 吉林省残疾人联合会：http://www.jldpf.org.cn/。

10. 黑龙江省残疾人联合会：http://www.hljcl.org.cn/。

11. 上海市残疾人联合会：http://www.shdisabled.gov.cn/clwz/clwz/。

12. 江苏省残疾人联合会：http://www.jscl.gov.cn/。

13. 浙江省残疾人联合会：http://www.zjcl.com.cn/。

14. 安徽省残疾人联合会：http://www.ahdpf.org.cn/ahcl/。

15. 福建省残疾人联合会：http://www.1203.org/。

16. 江西省残疾人联合会：http://www.jxdpf.gov.cn/。

17. 山东省残疾人联合会：http://www.sddpf.org.cn/。

18. 河南省残疾人联合会：http://www.henancjr.org.cn/。

19. 湖北省残疾人联合会：http://www.hbdpf.org.cn/。

20. 湖南省残疾人联合会：http://www.hndpf.org：8889/。

21. 广东省残疾人联合会：http://www.gddpf.org.cn/。

22. 广西壮族自治区残疾人联合会：http://www.gxdpf.org.cn/。

23. 海南省残疾人联合会：http://www.hidpf.org.cn/。

24. 四川省残疾人联合会：http://www.scdpf.org.cn/。

25. 贵州省残疾人联合会：http://www.gzsdpf.org.cn/。

26. 云南省残疾人联合会：http://www.cl.yn.gov.cn/。

27. 西藏自治区残疾人联合会：http://www.tdpf.org.cn/。

28. 陕西省残疾人联合会：http://www.sndpf.cn/portal/。

29. 甘肃省残疾人联合会：http://www.gsdpf.org.cn/。

30. 青海省残疾人联合会：http://www.qhcl.org/。

31. 宁夏回族自治区残疾人联合会：http://www.ndpf.org.cn/。

32. 新疆维吾尔自治区残疾人联合会：http://www.xjdpf.org.cn/。

二 国内主要儿童康复医疗机构（大陆）

1. 北京

（1）中国康复研究中心 http://www.crrc.com.cn/。

（2）北京儿童医院小儿康复科 http://www.bch.com.cn/。

（3）北京博爱医院儿童康复科 http://www.crrc.com.cn/。

（4）北京妇幼保健医院 http://www.bjogh.com.cn/。

（5）北京按摩医院 http://www.massage-hospital.com/。

2. 黑龙江省

（1）黑龙江省小儿脑性瘫痪防治疗育中心：http://www.jmschildrehab.com/。

（2）黑龙江省康复医院 http://www.hljkfhos.com/。

（3）哈尔滨市儿童医院 http://www.cnhch.org.cn/。

（4）黑龙江省民政慈善医院。

（5）黑龙江省海员总医院。

3. 吉林省

（1）吉林大学附属第一医院 http://www.jdyy.cn/。

（2）长春市儿童医院 http://www.ccetyy.cn/。

4. 辽宁省

（1）沈阳儿童医院康复医学科 http://www.syetyy.com/。

（2）大连市妇女儿童医疗中心小儿康复科 http://www.dlfezx.com/。

5. 上海市

（1）上海市儿童医院：http://www.shchildren.com.cn。

（2）上海交通大学附属新华医院 http://www.xinhuamed.com.cn/。

（3）复旦大学附属儿科医院康复科 http://ch.shmu.edu.cn/。

（4）上海市残疾人康复职业培训中心 http://www.shdisabled.gov.cn

6. 广东省

（1）佛山市南海区妇幼保健院儿童神经康复科：http://www.nhbjyhospital.com/。

（2）广东省妇幼保健院儿童康复科 http://www.e3861.com/。

（3）深圳市儿童医院康复科 http://www.szkid.com.cn/。

（4）广州市妇女儿童医疗中心 http://www.gzfezx.com/。

（5）东莞市妇幼保健院康复科：http://www.dgbjy.com/。

7. 江苏省

（1）苏州大学附属儿童医院儿童康复科 http://www.sdfey.cn/。

（2）南京医科大学附属儿童医院康复科 http://www.njch.com.cn/。

（3）徐州市儿童医院神经康复中心 http://www.xzetyy.cn/。

（4）淮安市妇幼保健院儿童康复科 http://www.hasfy.cn/。

（5）常州市儿童医院小儿推拿科 http://www.czetyy.com/。

8. 浙江省

（1）浙江大学附属儿童医院康复科 http://www.zjuch.cn/。

（2）温州医科大学附属第二医院儿童康复科 http://www.wzhealth.com/。

9. 安徽省

（1）安徽省儿童医院脑瘫综合康复科 http://www.ahetyy.com/。

（2）安徽医科大学附属第一医院小儿康复科 http://www.ayfy.com/。

（3）安徽省妇幼保健院儿童康复科 http://www.hffy.com/。

10. 江西省

（1）江西省儿童医院小儿康复科 http://www.jxsetyy.cn/。

（2）赣州市妇幼保健院儿童神经康复科 http://www.jxgzsfybjy.cn/。

11. 福建省

（1）福建医科大学附属福州市第一医院小儿康复科 www.fzsdyyy.com。

（2）厦门妇幼保健院儿童康复科 www.xmfybj.cn。

12. 山东省

（1）青岛市妇女儿童医院康复科 http://www.qdfuer.com/。

（2）济南市儿童医院康复科 http://www.etyy.com/。

（3）济宁市第一人民医院儿童康复科 http://www.jnrmyy.com/。

（4）济宁医学院附属医院小儿康复科 http://www.jyfy.com.cn/。

（5）济宁市妇女儿童医院小儿康复科 http://www.jnsfybjy.com/portal.php。

（6）临沂市人民医院小儿康复科 http://www.ly120.cn/。

（7）临沂市妇女儿童医院儿童康复中心 http://www.lyfyw.com/。

（7）潍坊市妇幼保健院儿童康复科 http://www.fybjy.com/。

13. 山西省

（1）山西省儿童医院 http://www.shanxiwch.com/。

14. 河北省

（1）河北省中医院儿科 http://www.hbszyy.cn/。

（2）秦皇岛市妇幼保健院 http://www.qhdfy.com.cn/。

15. 河南省

（1）郑州大学附属第三医院儿童康复科 http://www.zdsfy.net/。

（2）郑州市儿童医院 http://www.zzsetyy.cn/。

（3）河南省新乡市中心医院儿童康复科 http://www.xxszxyy.com.cn/。

（4）郑州大学附属第五医院儿童康复中心 http://www.ztzy.com/。

（5）河南省中医院小儿脑病康复中心 http://www.hnszyy.com.cn/。

（6）河南中医学院第一附属医院儿科三区 http://www.hnzhy.com/index.html。

16. 天津市

（1）天津市儿童医院 http://www.tjchildrenshospital.com/。

17. 湖北省

（1）武汉儿童医院 http://www.zgwhfe.com/。

（2）湖北省第三人民医院小儿脑病康复中心：http://www.hb3rm.com。

（3）十堰市太和医院小儿康复科 http://www.taihehospital.com/。

（4）襄阳市人民医院康复医学科：http://www.xysdyrmyy.cn/xiyuanqu/index.as。

18. 湖南省

（1）湖南省儿童医院康复中心 http://www.hnetyy.net/。

（2）湘雅博爱康复医院：http://www.xyrehab.com/。

（3）湘潭市第一人民医院小儿康复科 http://www.xtsyyy.com/。

（4）湘潭市妇幼保健院儿童神经康复科 http://www.xtfuyou.com/。

19. 四川省

（1）四川大学华西第二医院儿童神经康复科 http://www.motherchildren.com/。

（2）四川省八一康复中心儿童康复科 http://www.81kf.cn/。

（3）成都市妇女儿童中心医院儿童康复科 http://www.wcch.cn/。

20. 重庆市

（1）第三军医大学新桥医院儿科康复中心 http://www.xqhospital.com.cn/。

（2）重庆医科大学附属儿童医院康复中心 http://www.chcmu.com/。

21. 陕西省

（1）西安市儿童医院：http://www.xachyy.com/。

（2）西安中医脑病医院：http://www.nb120.com/。

22. 云南省

（1）昆明市儿童医院 http://www.etyy.cn/。

23. 海南省

（1）海南省妇幼保健院儿童康复中心 http://www.hnsmch.org/。

24. 贵州省

（1）贵阳中医学院第一附属医院儿童优化发展与康复中心 http://www.gyzyyfy. com/。

（2）遵义市妇幼保健院 http://www.zybjy.cn/index.html。

25. 宁夏回族自治区

银川市第一人民医院小儿康复科 http://www.yc1yy.com/。

26. 甘肃省

甘肃省康复中心医院：http://www.gskfzxyy.com/index.htm。

（赵　勇　刘振寰）

参考文献

1. 黄丽锦. 婴幼儿环境规划 [M]. 台北：华格那企业有限公司，2017.

2. 李晓捷. 实用儿童康复医学 [M]. 北京：人民卫生出版社，2016.

3. 孙世恒. 以家庭为中心的早期疗育 [M]. 花莲：台湾儿童发展早期疗育协会. 2017.

4. 廖华芳、甘蜀美. 物理治疗师实习手册（四）小儿疾病物理治疗学 [M]. 第 2 版.
   台中：华格纳企业有限公司，2016.

5. 廖华芳、王俪颖等. 小儿物理治疗学 [M] 第三版. 台北：禾枫书局，2011.

6. 廖华芳. 促进亲职功能之家长训练计画之实证指引 [M]. 王长庚公益信托研究计画.
   花莲：台湾发展迟缓儿童早期疗育协会. 2014.

7. 林宝贵. 特殊教育理论与实务 [M]. 第 4 版. 台北：心理出版社，2014 年.

8. 林奏延，长庚儿科精英医疗团队等. 华人育儿百科 [M]. 台北：亲子天下，2016.

9. 刘金花. 儿童发展心理学 [M]. 台北：五南图书出版股份有限公司，2009.

10. 刘琼瑛. 早期疗育与社会工作 [M]. 台北：扬智文化，2010.

11. 刘振寰，戴淑凤. 儿童运动发育迟缓康复训练图谱 [M]. 第三版. 北京：北京大学
    出版社，2015.

12. 刘振寰. 儿童脑发育早期干预训练图谱 [M]. 北京：北京大学医学出版社，2016.

13. 刘振寰. 让脑瘫儿童拥有幸福人生 [M]. 第 3 版. 中国妇女出版社，2014.

14. 孟瑛如. 特殊教育概论——现况与趋势 [M]. 台北：心理出版社，2016.

15. 锜宝香. 儿童语言与沟通发展 [M]. 台北市：心理出版社，2009.

16. 钱志亮. 中国特殊儿童教育的现状报告. http://www.2000888.com/www/tjzx/lsyxz.
    htm.

17. 台北市早期疗育服务网 / 如何观察孩子 /0~2 岁儿童发展量表. https://eirrc.health.
    gov.tw/Default.aspx?tabid=82&mid=474&itemid=172.

18. 王力宁，王雪峰. 家庭外治助儿康 [M]. 北京：中国中医药出版社，2017.

19. 许华. 药膳食疗育儿壮 [M]. 北京：中国中医药出版社，2017.

20. 周育如. 听宝宝说话：帮助 0~6 岁幼儿建构一颗好用的脑袋！[M] 台北：亲子天
    下，2015.

附彩图

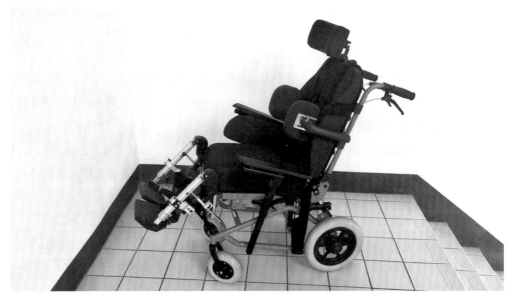

图 6-13　具摆位系统的轮椅

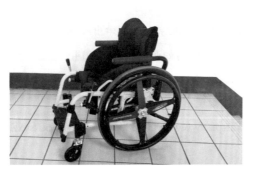

图 6-14　自推大轮款式的轮椅

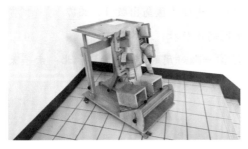

图 6-16　前趴式站立架

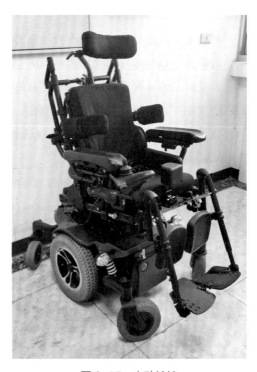

图 6-15　电动轮椅

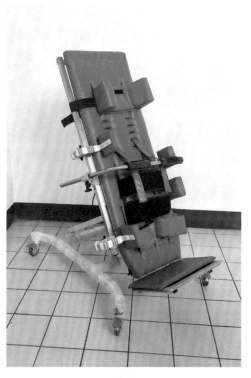

图 6-17　后仰式站立架（倾斜床）

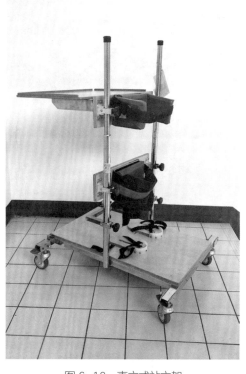

图 6-18　直立式站立架

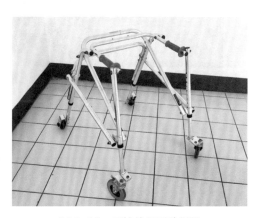

图 6-19　后拉使用型助行器

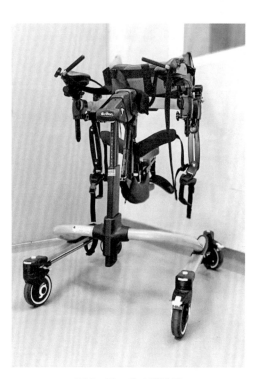

图 6-20　步态训练器

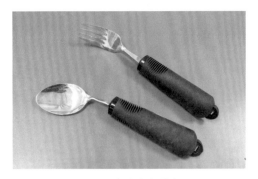

图 6-21　加粗握把的餐具

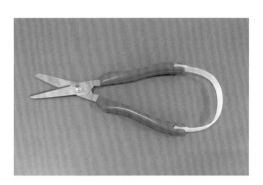

图 6-22　特殊辅助的剪刀

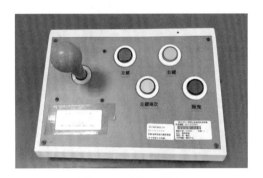

图 6-23　摇杆型鼠标

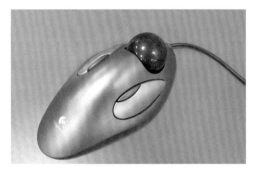

图 6-24　轨迹球

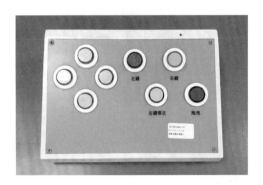

图 6-25　按键型鼠标

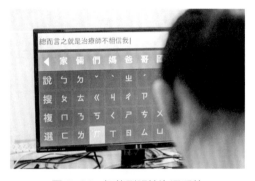

图 6-26　智能型眼控沟通系统

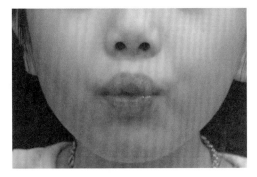

图 6-46　圆唇做出"呜"的嘴型

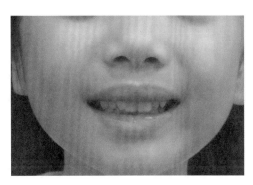

图 6-47　展唇做出"咿"的嘴型

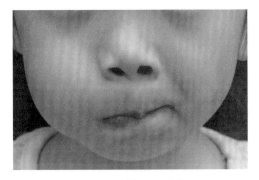

图 6-48　鼓起一侧脸颊

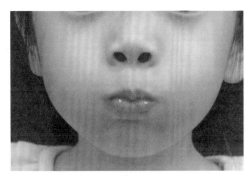

图 6-49　鼓起脸颊再鼓起上嘴唇

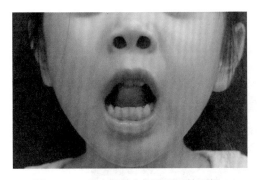

图 6-50　舌尖舔着上门牙后面的牙龈

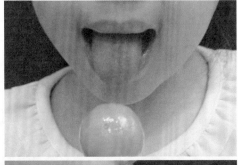

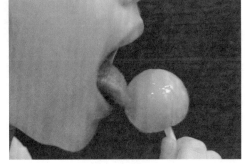

图 6-51　伸出舌头舔棒棒糖（正面、侧面）

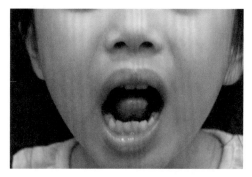

图 6-52　舌头停在口腔中不要碰到嘴唇或牙齿

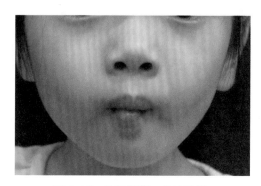

图 6-53　双唇靠紧，收缩脸颊

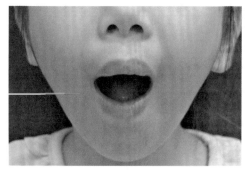

图 6-54　嘴唇做成圆形念一个"欧"

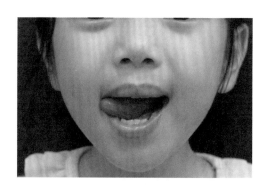

图 6-55　舌头舔嘴角

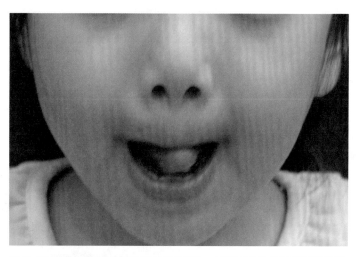

图 6-56　嘴巴要张开成圆形下巴不要动，只有舌头执行舔嘴唇的运动